—LMCPエキスのスーパー健康革命—

医学博士
板倉弘重＝監修　体内ミネラル研究会＝著

これで糖尿病とたたかう!!

今日の話題社

監修の言葉

我々は、ブドウ糖をエネルギー源として生きています。血液から供給されているブドウ糖が不足してくると、真っ先に機能しなくなってしまうのは脳です。

食べ物を探しに狩猟に出掛けたり、危険から逃れるために走ったりすると、大量のブドウ糖が筋肉で使われます。そんなとき、お腹も空いているし、食事からのブドウ糖供給もないとしたらどうなるでしょう。なにか緊急事態が発生した場合、血液中にブドウ糖をどんどん供給し、血糖値を高めてくれる仕組みがないと、人間は生きていけないのです。人の命を守るため、何重にも保護されている防衛システムが血糖値を高める仕組みということです。

しかし、現代社会はそれが裏目に出ています。容易に食糧が手に入り、それほど歩かなくても、あまり走らなくても生活できる現代は、本来の人間からすると運動不足であり、エネルギー摂取過剰に陥りやすくなっています。また、ストレスも多い状況です。これらが、糖尿病を引き起こす源となっているのです。特に日本人は、糖尿病になりやすい体質を持っているといえます。

糖尿病になると、体内で活性酸素が盛んに発生するようになり、眼や腎臓、神経、血管などが傷害されます。また、10年も老化が進んでしまうともいわれています。しかも、体の抵抗力が低下するため、細菌やウイルスなどの病原体に侵されやすく、またガンも発生しやすくなります。

健康で、若々しく活動力を維持していくためには、血糖値の上昇を抑え、糖尿病の発症、進行を防ぐことです。それは、可能であるといえましょう。正しい知識を身につけ、生活習慣を見直していくことです。腹回りが大きくなってきたら、それは危険信号です。糖尿病予備軍の段階でも、動脈硬化は急速に進んでいくことが分かっています。

本書では、糖尿病がどのようにして発症していくのか、体の仕組みを教えてくれます。糖尿病を防ぐためには、膵臓を労ってあげなければなりません。体の中に入り込んだり、体の中で発生した有害物を解毒してくれるのは、主に肝臓です。肝臓も強化してあげなければなりません。そのためにはどうしたら良いのか、理解して実践してください。

健康増進に食事は大切です。現代は糖尿病の予防に役立つ食品がたくさん見いだされてきました。それらの食品を上手に利用していくことです。シイタケ菌糸体エキスもその一つですが、そのほかにも血糖の上昇を抑え、膵臓の疲弊を防いでくれる機能を持った食品がありますo これらの食品についても研究され、機能性食品を組み合わせた食品がつくられ、ここにもＬＭＣＰエキスが紹介されています。

このような食品を上手に取り入れて、糖尿病を予防したり、合併症を抑えることで健康維持に役立てるのも有効な方法です。

医学博士　板倉　弘重

まえがき

大自然に生きる動物は、自分の体を癒す方法を知っているといいます。日常的な食物からは摂りにくい栄養素を、ある特定の土を食べて補い、自然治癒力を高めているというのです。その土には、生命を維持するうえで必要なミネラルなどが含まれていて、それを本能的に感じ取っているそうです。また、お腹を壊したらこの草、熱が出たらあの草と、症状に合った草をちゃんと選んで食べているのだと、動物学の研究家が語っていました。

まさに大自然は病院なのです。

これは、私たちの世界でいうところの健康食品や漢方食品ではないでしょうか。

人類も大昔から、こうして生き抜いてきており、その経験から身につけた知識を基に健康を維持してきたはずです。

それが、現代では「代替療法」という形で受け継がれているのです。

日本に限らず世界中で代替療法を実践する人が増えており、国内のアンケートでも約8割の人が何らかのサプリメントや健康食品、あるいは古くから伝わる民間療法を試しているといいます。この当たり前に続けている健康法が、実は代替療法なのです。代替療法は、効果効能や安全性を科学的に立証できなくても、現実に症状の改善がみられたり、治癒している以上、患者にその選択を任せて、それを治療として認めようという考え方をベースにしており、世界中で多くの支持を受けている治療形態です。

中でも健康食品は一般に浸透しており、医薬品に匹敵するほどの効果を持つものを試すことで、難病を克服した方が多数存在します。また、医療現場でも使用されるなど、代替療法に理解を示す医師も増えています。

健康食品のメリットは、薬のように病巣部に直接作用するのではなく、免疫力を高めるなど、患者自身が本来持っている自然治癒力を引き出すことで回復に導くため、副作用が出ないことにあります。

これまでの栄養学は、タンパク質や糖質、脂肪、カロリーなどと、肉体を維持するための材料として扱ってきました。けれども、食物には病気を予防したり、治す働きもあるのです。体内では、免疫機構、内分泌機構、神経機構といった、生体活動を調節するシステムが休みなく連携プレーで働き、侵入してくる病原体を殺したり、発生するガン細胞などの危険因子にも素早く反応して叩き潰しています。また、コレステロールの調整をするなど、糖尿病をはじめとする成人病も防いでいます。

こうした細胞レベルの複雑微妙な生体防御システムを活性化する力が、食物には備わっているのです。

この食物の持つ自然治癒力を活性化する側面にスポットを当て、学問として捉えたのが愛媛大学医学部・奥田拓道教授で、「機能栄養学」という新たな分野を開きました。

奥田教授の機能栄養学を、現代医学の治療現場で医師たちが使いこなすようになれば、袋小路に入ってしまった病む患者たちに満足感を与え、西洋医学にも風穴を開けられるのではないでしょうか。

こうした大自然の病院から得た食物の力を利用して自然治癒力を高める代替療法が、今後ますます見直されるに違いありません。

なぜなら、数十億年も生命が存在してきたのは、私たちが健康を維持するのに必要なものが、この地球に備わっていて、ちゃんと賄えているからです。

その恵みの一つが、これからご紹介する「ＬＭＣＰエキス」という健康食品です。

これは、中国医学をベースに漢方薬の処方に則って、水溶性シイタケ菌糸体エキス（ＬＭ）、ウコン（Ｃ）、田七人参（Ｐ）をブレンドした新しいタイプの健康食品で、ただ免疫力を高めるのではなく、神経系、内分泌系、代謝系、血管系と、すべてに働きかけて連携プレーがスムーズに行われて全身状態を整えるという、バランスを重視してつくられました。

これによって、弱っているところは強化され、強すぎてバランスが崩れているところは抑えられていきますので、正常に機能を果たすようになるのです。そして、私たちが本来持っている力が発揮できるように導かれた結果、さまざまな症状が改善されるのです。

健康食品もますます進化を遂げ、ブレンド効果や複合効果の時代に入ってきました。しかし、その一方では処方が適切であるかを求められてきます。

本物を見極め、病を克服していただくことを願って止みません。

体内ミネラル研究会

これで糖尿病とたたかう!!　目次

第6章　LMCPエキス Q&A

第1章

間違った知識が糖尿病を悪化させる

●糖尿病の怖さは合併症にあり

◇放置しておくと確実に進行する

いまや糖尿病は国民病といわれるほど日本人には多い病気で、１９９７年に行われた厚生省の実態調査によると推計で６９０万人、そして糖尿病になる可能性のある予備軍を含めると１３７０万人にものぼることが明らかにされています。特に、40歳以上では10人に１人が糖尿病の疑いがあるとみられているのです。

ところが、糖尿病患者のうち、現在治療を受けている人は半数にも満たない状況で、ほとんどの人が放置しているといいますから、予備軍を合わせると病状を進行させる可能性のある人がかなり存在し、深刻な事態を招きかねない状況にあるといえるのです。

では、なぜ自分が糖尿病と分かっていながら放っておくのでしょう。

それは、健康診断などで「血糖値が高いですね」とか「糖尿病です」といわれても、自覚症状がないためにピンとこなくて、最初は真面目に治療を受けていても「こんなに元気なのに」と納得できず、次第に通院の足が遠のくなど危機感が薄いことに起因していると思われます。

日本人に多いタイプの糖尿病は、初期の頃には自覚症状がないのが特徴で、何らかの症状が現れたときには病状がかなり進行しているといわれています。つまり、発症時期と発病時期に差があるのです。

外国の場合は、短期間のうちに急激に血糖値が上昇し、昏睡状態に陥って病院に担ぎ込まれるという、症状が突発的に出るタイプの糖尿病が多く、これは膵臓に異常が起きてインスリンの分泌が著しく低下するために発症します。この場合は、インスリンを体外から補わないと生命が危険となる「インスリン依存型糖尿病」、あるいは「1型糖尿病」と呼ばれるものです。

このタイプの糖尿病患者は比較的日本では少なく、患者全体の約4％程度といわれており、残りの90％以上を占めるのが、必ずしもインスリンの補充が必要というものではない「インスリン非依存型糖尿病」、あるいは「2型糖尿病」といわれるタイプです。

これは、初期には症状がないため、気づかないうちに病気が徐々に進行していくケースが多く、発見される時期と発症する時期にズレがあることが多いのです。また、早期に発見されても発症時期が正確につかめないのも、放置する要因となっているようです。

◇合併症が命取りになるのが糖尿病

糖尿病自体は耐えられないほどの苦痛を伴うものではありませんから、つい油断しがちですが、多様な合併症を引き起こし、やがて全身に及んで病気のデパートと化してしまうことが怖いのです。

その一部をざっと挙げてみると、うつ病、自律神経失調症、神経障害（手足のしびれ、知覚マヒ）、血行障害による壊疽《えそ》、脳血栓、脳梗塞、網膜症、白内障、歯槽膿漏、皮膚病、気管支炎、心筋梗塞、肺炎、出産異常、流産、腎不全、尿毒症、インポテンツ、膀胱炎、尿路感染症、運動マヒ、等々。

中でも怖いのが、3大合併症と呼ばれる網膜症（失明の恐れがある）、腎症（腎炎、腎不全など）、神経障害（マヒ）で、20年以内に80％の患者に起こるといわれています。

これほど広範囲にわたって合併症を起こす病気はほかにないことから、ある医師は「長い目で見るとエイズ以上に怖い病気だ」といいます。

糖尿病によって冒されやすいのが血管と神経で、これらを中心とした器官に異常が現れてくるのが特徴です。しかし、最初は喉の渇き、トイレに行く回数が多い、全身がだるいといった些細なサインのため、つい見逃してしまうことが、本人も気づいていない予備軍を増やす要因になっています。

体のサインを見逃して放置していると、3～4年ほどで神経障害が起こります。初期の頃は手足のしびれなどの自覚症状ですが、しだいにマヒを感じたり、足が冷たい、ほてるといった症状が徐々に足先や指先から膝や肘へ、と体の中心に向かって広がり、知覚神経や運動神経にトラブルを起こしてきます。

さらに進んで10年ほど経つと、毛細血管が壊れたり、血液が詰まり、目や腎臓を蝕まれます。20年も経つと80％の患者に網膜症が現れ、20％近い人が失明し、腎臓の機能が低下すると、やがて人工透析を受ける事態にもなるのです。

このような事態に至る前に体の異変に気づき、手当てをすることが重要ですから、それには糖尿病がどういう病気なのかを知っておく必要があります。

●インスリンはブドウ糖が細胞に入るための通行証

◇ブドウ糖は体に必要なエネルギー源

私たちの体は、食べ物の成分を吸収することで活動のエネルギーを得ています。体に役立つ成分はいろいろありますが、3大栄養素といわれる糖質・タンパク質・脂肪が最も必要とされ、中でも糖質は手軽に摂れて活動するうえでは大切な栄養素となっています。

糖質とは、炭水化物のうち繊維を除いたものをいいますが、穀類に多く含まれるデンプン、砂糖の主成分である蔗糖、果物の甘味である果糖などが、これにあたります。この糖質が、肝臓でブドウ糖に変えられてエネルギー源になるのです。

血液中には、常に一定濃度のブドウ糖（この濃度を血糖値という）が含まれており、細胞はここからエネルギーを得ています。体を動かしたり、頭を働かせるのもすべて、血液中のブドウ糖を筋肉や脳の細胞が取り入れているからできるのです。

通常は、必要以上にブドウ糖が増えると、余った分をグリコーゲンという違う物質に変えて肝臓や筋肉に蓄え、さらに余分なブドウ糖は脂肪に変えて皮下脂肪という形で、先々に備えて貯蔵します。そして、運動などをしてたくさんのエネルギーが必要な場合は、蓄えていたグリコーゲンを再びブドウ糖に戻して利用する仕組みになっています。

このように、糖質が体内で巧妙に変化することを「糖質代謝」といい、健康なときは糖質代謝がスムーズに行われますが、体のどこかに故障が生じるとエネルギー変換がうまくできなくなってしまいます。

ブドウ糖をエネルギー源として利用する、あるいは貯蔵するにはインスリンが必要で、これが不足していたり、細胞が十分に利用できない状態にあると、せっかく摂ったブドウ糖が生かせません。このようなことが原因となって引き起こされる病気が、糖尿病なのです。

ですから、糖尿病、肥満、ダイエットなどで何かと悪者にされがちな糖質（ブドウ糖）ですが、摂らずにいたら生命にかかわるほど大事な栄養素であることを知っておきましょう。

◇なぜインスリンが大事なのか

インスリンは、膵臓で分泌されるホルモンです。膵臓には、二つの大きな作用があり、一つは強力な消化液である膵液を十二指腸へ分泌して（外分泌作用）、腸での吸収を助けること。そしてもう一つが、血液中へのインスリンの分泌（内分泌作用）です。

膵臓の中には、ランゲルハンス島（発見者であるドイツ人医師の名前からつけられた）と呼ばれる約１００万もの特別な細胞からなる小さな細胞群（α、β細胞など）があり、主に糖質代謝に関係するホルモンが分泌されています。β細胞でインスリンをつくり、貯蔵し、必要に応じて血液中に放出されています。体の細胞が食べ物の成分をエネルギーに変えたり、蓄えたりするときに、インスリンが利用されるのです。

インスリンが体内で利用されるには、体の細胞の表面にあるインスリンを識別するレセプターにインスリンが触れると入り口のドアが開き、ブドウ糖を取り入れる仕組みになっていますので、インスリンが不足するとどんなにブドウ糖があっても入り口のドアが開かず、取り入れることができなくなります。そうなれば、当然エネルギー源として消費することも不可能です。

そこで、血液中にブドウ糖が溢れてしまい、血糖値がなかなか下がらないという状態になるのです。つまり、インスリンはブドウ糖が入り口のドアを通過して細胞に入るための通行証の役目をしています。これによって、体内では一定の血糖値を保っており、通常は食後に小腸から多量のブドウ糖が吸収されるため血糖値は上昇しますが、エネルギーとして利用するために膵臓からインスリンの分泌も盛んになるため、1～2時間後には元の濃度に戻ります。また、インスリンには肝臓に作用してブドウ糖の放出を抑制する働きもあります。

では、血糖値が下がってしまったらどうなるのでしょう。そのときは、膵臓のランゲルハンス島のα細胞から分泌されるグルカゴンというホルモンが、肝臓に蓄えられているグリコーゲンを分解してブドウ糖に戻し、血糖値を上昇させます。

こうして、インスリンとグルカゴンの相反するホルモンがブドウ糖の量を調整し、血糖値を一定に保っているのです。

血糖は大変重要で、特に生命活動の中枢である脳細胞には不可欠ですから、血糖値を上げるために何重もの対策がなされ、血液中のブドウ糖が少なくなると糖質だけではなく、タンパク質や脂肪もエネルギー源として動員されます。グルカゴン以外のホルモンも作用して血糖の量を一定に保とうとするわけです。

ところが、血糖値を下げることができるホルモンはインスリンだけで、これに代わるものがないから大事なのです。

●尿に糖が出ているから糖尿病とは限らない

◇なぜ尿に糖が出るのか

糖尿病という名前から「尿に糖が出る病気」と考えられがちですが、実は大きな間違いなのです。

糖尿病は、血糖を調整するインスリンの作用不足のために血液中の糖が多すぎる、つまり血糖値が高く（高血糖）なり、さまざまな合併症を引き起こす病気をいいます。インスリンの作用不足には、インスリンの分泌が低下する場合と、インスリンの働きが弱い場合があります。

糖質代謝が正常に行われていれば、血糖値は異常に高くならないので尿に糖が出ることはありません。糖が出るということは、ブドウ糖をエネルギーに変えるのに必要なインスリンが膵臓で十分につくられていないか、十分でも体がそれを利用できない状態にあるということです。そのため、ブドウ糖が血液中に溢れ、結果として尿の中に出てくるわけです。

これには、腎臓が大いに関係しています。腎臓は、体内を巡ってきた血液を濾過し、必要なものを再吸収して不必要なものは尿として排出する働きをしています。ブドウ糖は必要なものですから当然、再吸収されますが、それが多量で吸収が間に合わないと尿の中に排出されてしまうのです。いわば腎臓は、ブドウ糖をせき止めるダムの役割を果たしているといえます。

しかし、血液中のブドウ糖が増えると、腎臓はブドウ糖の再吸収が十分にできず、尿に混ざってやがて体外に排出されます。このとき、体はホメオスタシス（恒常性）機能が働いて糖を薄めようと多量の尿をつくるため、トイレに行く回数が増え、多尿に伴って水分が不足して喉の渇きを覚え、やたらと水を飲むという症状が現れてくるのです。

また、インスリンの働きが悪くなると、ブドウ糖がエネルギーに変わらなくなるため、エネルギー源となるブドウ糖が失われ、食事を摂っているのに痩せてきたり、エネルギー源がないから馬力が出ないし、疲れやすくなるわけです。

◇血糖値が正常でも尿に糖が出ることがある

日本人に多い2型の糖尿病は、高血糖が続いても「疲れやすい」「いま一つ力が入らない」という程度で、自覚できるような症状は現れてきません。だいぶひどくなってきて初めて、異変に気づくことが多いために血糖値のコントロールが難しくなるのです。初期症状といわれる喉の渇き、多尿、体のだるさを感じた頃でも、病状は進行しているといわれています。

ふつうは空腹時の血糖値が170㎎/dℓ位に上がると、腎臓から尿に糖が下りてきますが、80～110の正常範囲でも尿糖が出ることがあります。また、逆に200位でも尿に糖が出ない人もいれば、血糖値が正常でも生まれつき尿中に糖が漏れる腎性糖尿という体質の人もいます。

血液から尿に糖が下りてくるときの血糖値を「尿糖排泄閾値」といいますが、この数値は高齢になるほど高くなる傾向にあり、それは血糖値がより高くならないと尿に糖が下りてこないからです。これとは逆に、若い人の場合は血糖値が低くても尿糖が出やすい状態にあるといわれています。

他にも、妊娠中の女性、風邪をひいたとき、ストレスが長期間続いたときにも尿糖が出ることがあります。しかし、これらは「尿糖」ではありますが、血液中の糖には異常がありませんから「糖尿病」ではないのです。

数十年前までは、尿に糖が出ただけで糖尿病と診断され、血糖降下剤を処方されて低血糖昏睡状態に陥るという事故もありましたが、現在は尿糖が発見された場合は、きちんと検査が行われて慎重に判断されます。

このようなことから、尿糖は糖尿病の判定や血糖のコントロール状態を見る目安にはなりますが、それだけで糖尿病と判断できるものではないのです。糖尿病は、血液中に糖が余った状態が続いていることをいいます。

◇空腹時血糖値が１２６でも安心できない

血糖は、空腹時血糖値といって、食後9時間以上何も食べない状態で採血し、その血糖値を計ります。その結果、126㎎／dℓ以上あり、自覚症状の有無などを調べたうえで糖尿病と診断されます。

以前は140以上が糖尿病と診断されていましたが、その基準が1999年に見直されて126に引き下げられました。それは、これまでの研究で食後の血糖値が200を超えると合併症が出るリスクが急激に増すことが分かっているため、この数値に相当する空腹時の血糖値を割り出したところ、140ではなく、126にあたることから引き下げられたのです。

また、これには世界中どこでも統一の判定ができるようにという、WHO（世界保健機関）の考えが背景にあります。医療環境の整った国の場合は、血糖値の測定のほかにブドウ糖負荷試験（空腹時にブドウ糖溶液を飲んで、その後の血糖値の変動を調べる）などを行うことができますが、経済的・技術的理由から行えない国もあるため、一回の検査で確定できるようにと設けられた基準が「空腹時血糖値126以上が糖尿病」とする世界基準です。

しかし、126未満だから安心ということではありません。110以上、126未満を境界型と呼び、糖尿病まであと一歩のグレーゾーンにいる状態なのです。「異常なし」といわれるには、110未満でなければなりません。

●甘い物を控えても糖尿病は改善できない

◇脂肪分の取りすぎが問題

糖尿病患者は、30年前に比較して約8倍に増えており、そのほとんどが2型です。これには、食生活の欧米化と交通機関の発達、そしてストレスの多い生活などが背景にあります。つまり、過食や肥満、運動不足などが原因というわけです。

しかし、日本人の摂取する総カロリー自体は、ここ20年ほどそんなに変わっていません。ところが、その内容が変化しており、脂肪の摂取量が大幅に増えているのです。意外にも、糖質の摂取量は減少傾向にありました。

それは、塩分の摂りすぎは高血圧になるというのと同様に、糖分の摂りすぎが糖尿病の原因といわれ続けたことにあるようです。もちろん、甘い物は血糖値を上昇させますから控えるに越したことはありません。かといって、糖分を控えれば症状は改善するというわけではなく、実は脂肪の摂取量が多い民族に糖尿病が多く発症していることが、世界的にみても明らかなのです。

現在、日本人は適正とされる脂質の量をはるかに上回る食生活をしているため、糖尿病が増加したといわれています。したがって、いくら甘い物を減らしても、脂肪の摂取量を減らさない限り糖尿病の解決にはつながらないのです。

よく「ご飯は糖質だから摂取カロリーを減らすために食べない」とか「ご飯を残して、おかずだけを食べる」という人がいますが、これもまた間違った考えで、穀類にはタンパク質もビタミン類も含んでいるうえ、腹持ちが良いので間食がなくなりますから、むしろ脂肪の多いおかずを控えたほうが良いのです。

◇肥満の人が痩せてきたら糖尿病は重症

肥満イコール糖尿病といわれるほど、この二つはセットにされることが多いものです。しかし、痩せているから糖尿病にはならないとはいえません。この病気は、インスリンの分泌が低下したり、その働きが鈍って起きるものだからです。

ただ、肥満者に糖尿病患者が多いのも事実で、過食・肥満・運動不足は、糖尿病だけではなく、生活習慣病の元凶ともいえます。

体重が増えるということは、摂取エネルギーが消費エネルギーを上回った結果です。たくさん食べても、それに見合った運動をしていれば何の問題もありませんが、運動不足は肥満につながります。また、加齢とともに基礎代謝量は落ちてきますので、若い頃と同じような食生活を続けている場合も、確実に体重は増えていきます。

特に脂肪は、高カロリーのため肥満の原因になるばかりか、動脈硬化を引き起こして高血圧や糖尿病を悪化させるなど、生活習慣病と深くかかわっていますので、控える必要のある栄養素です。

では、これと糖尿病がどう結びつくのでしょう。

それは、過食や肥満は膵臓に大きな負担をかけ、インスリンの生産能力を低下させる結果を招くからです。

肥満の人は、体内で糖の利用がうまくいかず、血液中の糖の濃度が高くなる傾向にあります。これは、細胞のレセプターがインスリンを感受する力に問題があるようです。どんどん食べてブドウ糖が血液中に増加すると、膵臓もインスリンをどんどん生産・分泌します。けれども、ブドウ糖を受け入れる細胞が少なければ、インスリンは役に立たず、糖は血液中に残ってしまうのです。したがって、ブドウ糖をエネルギーに利用する効率が悪くなりますから高血糖になるのです。

つまり、膵臓からは十分にインスリンが分泌されているのに、インスリンの感受性が低下して血糖処理が間に合わなくなり、糖尿病を発症するのです。

さらに進むと、膵臓のβ細胞自体にも障害が生じ、インスリンが不足する事態にもなります。ここまで糖尿病が重症化してしまうと、薬による治療が必要となります。

このように、肥満はインスリンをうまく利用できなくしたり、インスリンが足りない状態を招くため、糖尿病を引き起こす大きな原因となるのです。

しかし、糖尿病が進行するにしたがって、今度はどんどん痩せてきますので、食事制限や運動をしていないのに肥満の人が痩せてきた場合は、かなり深刻な状態といえます。なぜなら、食べた物を栄養として取り入れられないのが糖尿病ですから、血糖値が高いときはいくら食べても太らないからです。

ただし、1型の糖尿病の場合は、体重と無関係です。太っているどころか、痩せ細っていることが少なくないのです。

これは、インスリンが減り、利用できなくなったブドウ糖の代わりに、体内に蓄えておいた脂肪やタンパク質を分解してエネルギーにしているからです。体内の栄養分を総動員するため、体重が減少してくるのです。この状態で運動をした場合は、さらにエネルギーを消費して昏睡状態に陥ることもあります。

●ストレスは血糖値を上昇させる

◇ホルモン分泌に大敵なストレス

ホルモンとストレスは、切っても切れない関係にあります。嬉しいことや楽しいことがあったときは、心ばかりか体までも軽くなり、肌の色ツヤも良くなることはご存じでしょう。これがホルモンの作用なのですが、不安や苦しみ、悲しみといった感情には、インスリンとは反対の働きをするホルモンが作用して、その分泌を促進してしまいます。

精神的、肉体的ストレスが適度であれば、交感神経がほどよく緊張状態となって生体機能を活性化し、病気などの治癒力を高める要因になりますが、過度なストレスは逆に生体機能の異常をきたす原因となるのです。

それは、ストレスを受けると体は、副腎皮質ホルモンやアドレナリン（副腎髄質から分泌）などを分泌して、ストレスに対する抵抗力を維持し体を守ろうとするからです。これも一種の生体防御反応なのですが、これらのホルモンはすべてインスリンの働きを妨げ、血糖値を上げる方向に働くのです。

ある研究者が、試験を受ける前後の学生たちの尿を調べたところ、試験前には約1割の学生の尿から糖が検出され、試験後にはすべての学生がマイナスで、尿からは糖が検出されなかったといいます。

この他、日常生活の中でも、徹夜明けや精神的プレッシャーを受けたとき、イライラしたとき、興奮したときなどに血糖値は上昇します。ちょとした精神状態の乱れが、ホルモンバランスを崩すということです。しかし、それが一時的なものであれば、問題が解決すると同時に正常に戻ります。

ところが、このような状態が長く続くと、体内にはインスリンを抑制するホルモンが溢れ、血糖値が上がりっぱなしとなり、やがて糖尿病を発症する危険性があります。また、ストレスを解消しようと暴飲暴食に走ったりすれば、ますます血糖値を上げる環境をつくりだしてしまいます。

ストレスは、糖尿病を誘発する危険因子であるとともに、発症後は病状を悪化させる要因となるものですから、なるべく溜めないようにすることが重要です。

◇ストレスは血行障害のもと

ストレスが免疫力を低下させることは知られていますが、血行を悪くすることは意外と知られていないようです。

ストレスを受けると、体は交感神経が刺激されて過緊張状態となります。これは、危険に際して体がすぐに対応できるようにと、いわば臨戦態勢をとっている状態なのですが、そうなると血液が固まりやすく、血管は収縮して組織の微小循環が悪くなるのです。

それは、交感神経の末端から分泌されるノルアドレナリンには細動脈を収縮させる作用があり、副腎髄質ホルモンには血圧を上昇させる作用、また副腎から分泌されるアドレナリンには血小板を刺激して粘着・凝集を促進する作用があるからです。特に、血小板から出る血小板由来増殖因子には、血管壁の平滑筋を増殖させて動脈硬化を促進します。ストレス時には粘着因子や血小板凝集因子が増えて、血液の粘性が高くなるのです。

この反応は、生理的には当然のことで、例えば相手と争って怪我をし、出血したときにはすぐに止血できるわけですから、体の巧妙な仕組みともいえるのです。

しかし、この仕組みが心筋梗塞や脳梗塞などを招く原因にもなっています。つまり、ストレスによって血液が粘性をもったドロドロ血となり、血行が悪くなるのです。

ストレスは、インスリンの作用を妨げて血糖値を上げるうえ、動脈硬化、高血圧、心筋梗塞などの生活習慣病も招き、またこれらは糖尿病の合併症にもつながっているという、複雑で厄介な悪循環を引き起こします。

●糖尿病は血行障害

◇中国医学に糖尿病という言葉はない

今でこそ中国でも「糖尿病」や「高血圧」という言葉が当たり前のように使われていますが、もともとは存在しない言葉でした。

中医学（中国医学）は、部分的にみるのではなく全身をみますので、すべて症状から、どこが悪いかをみて治療にあたります。したがって、根本的に西洋医学とは治療の仕方も違ってきます。

西洋医学の場合は、糖尿病と診断されると進行具合によって、食事療法や運動療法、また血糖降下剤やインスリンが投与され、みんなが同じような治療を受けます。しかし、中医学ではどのような症状が現れているかを見立て、その症状がどこからきているか原因となる組織や臓器など、全身をみながら治療にあたりますから、同じ糖尿病であっても処方される漢方薬は一人ひとりが違うのです。つまり、出される薬はすべてオリジナルとなるわけです。

中医学では、糖尿病や高血圧は「血行障害」あるいは「血管の病気」とされています。それは、血液がきれいでサラサラと流れていれば問題はないのですが、血液の内容が悪かったり、血管のどこかが詰まった状態でスムーズに血液が循環しないと、症状として現れてくるからです。つまり、血液がドロドロの状態でどこかで滞り、動脈硬化や血栓などを引き起こす、いわゆる血行障害にあたるのです。これが高じると、脳卒中などになるわけです。

また、血管そのものの問題として、弾力がなくなって脆くなり、血液循環が悪いということもあります。

糖尿病と高血圧には共通点があり、高血圧の人もインスリンの感受性が低下します。降圧剤を服用している場合は、糖質代謝に異常をきたしたり、インスリンを取り入れる力が弱まる傾向にあるのです。ホースの口を押さえると水は出にくくなり、ホースにかかる水圧は高くなりますが、血圧も同様でコレステロールなどが動脈壁に溜まってしまい、血管の中が狭くなると血圧は上昇します。

このように、両者には類似点があり、体質の遺伝、肥満、動脈硬化を起こしやすい、ストレスが関与しているなど、発症の要因や治療内容にも共通点が多いのです。まさに、中医学でいう血行障害、血管の病気とするのが当を得ているといえます。

◇動脈硬化がさまざまな病気を引き起こす

糖尿病が血管の病気といわれる所以は、動脈硬化を合併させることが多いからです。糖尿病患者の場合、脳卒中、脳梗塞、心筋梗塞、腎硬化症など、脳および心臓の血管障害、そして足の壊疽などが、動脈硬化を要因とする合併症として多くみられ、それが命とりになっています。

壊疽は、血行障害によって栄養を得られなくなった組織の一部に起こるもので、傷などが治りにくくなるほか、悪くすると循環障害から組織が死に、腐ってきます。しかも、免疫力が低下しているので、そこから感染症にもかかりやすく、重症化するとその部分を切断するような事態に至ります。これは、神経障害を併発しているため、痛みを感じないのが病状を悪化させる要因となっています。

ちょっとした怪我でも大事に至る場合が、糖尿病にはあるのです。

動脈は、心臓から体の各部に新しい血液を運ぶ重要な血管です。その血管の内部にコレステロールなどが付着すると、血液の流れを妨げたり、血管を破ったりするのです。ブドウ糖が多くなることで血液に粘性が出て、血栓がつくられやすくなったり、血管の細胞が変質したり、血液中の脂肪が増加することも原因になっています。

糖尿病に動脈硬化が合併すると、それが血糖値のコントロールを乱すようになり、糖尿病自体もさらに悪化させます。

また、心臓の冠状動脈に硬化が起きると心筋梗塞に、脳動脈に硬化が起きると脳出血や脳梗塞、脳血栓に、動脈の末端である眼底にある網膜の細い血管が冒されると網膜症に、腎臓の糸球体の細い血管が冒されると腎症になる、というようにすべての合併症が動脈硬化とかかわっています。

したがって、糖尿病の改善には血行を良くすることが近道であり、これがひいては生活習慣病の改善にもつながるといえます。

●運動はインスリンの感受性を高める

運動不足は、体内に溜まった糖質をエネルギーに変えることができず、筋肉を衰えさせることになり、2型の糖尿病を引き起こすきっかけにもなります。また、脂肪も増えてインスリンの働きを妨げる結果を招きます。

2型の糖尿病治療の基本とされる食事療法と運動療法のうち、運動については「エネルギーの消費が最大の目的」と思っている人が多いようですが、本当の目的は『インスリンの感受性を高めること』にあります。

運動は、筋肉を強くしたり、心臓や血管の強化、そして肺機能の増強にもつながるばかりか、血糖値を下げることでインスリンの節約にもなるのです。さらには、血中コレステロールや中性脂肪などの脂質の数値も下げる効果があります。

運動による主な効果として、

①インスリンを介さずにブドウ糖をエネルギーとして利用することができる
②体の末梢組織でインスリンの感受性が高まる
③運動筋からインスリンの活性化を促す物質が放出される
④筋肉の血液循環が良くなって血中インスリン濃度が低くても筋組織内のインスリン量は増加する
⑤血中遊離脂肪酸の利用が活発になってＨＤＬコレステロールの増加など、脂質代謝の改善につながる

などが挙げられますが、最も良いことはストレス解消になることです。

このように、適度な運動は糖尿病をコントロールするうえでも大切なことですので、肥満解消のためではなく、健康維持のために続けることを知っておきましょう。しかし、運動なら何でも良いというわけではありません。好ましい運動は、全身持久的で、過激ではなく、運動中に多くのエネルギーを消費する、つまり比較的長時間、体を移動させていく

ものです。例えば、歩行、ジョギング、ダンス、水泳などが、血糖コントロールに向いているといえます。

運動をしているときの筋肉は、ブドウ糖や遊離脂肪酸をエネルギー源として利用するため、糖尿病の人の運動はできるだけ多くの筋肉を使うものを選ぶようにするのがポイントです。

また、運動効果は運動後48時間も持続するといわれていますので、二日に一度で十分なのですから無理しないで継続するように心がけましょう。

第2章

LMCPエキスって何?

●ブレンド効果の不思議

◇漢方薬にみる組み合わせの妙

「なにも足さない、なにも引かない」というウイスキーの名キャッチフレーズがありますが、生薬の世界では「なにかを足す、なにかと組み合わせる」というブレンドの発想が根底にあります。

生薬には多くの成分が含まれていて、その中で相互に助長し合い、あるいは抑制し合って常にバランスを保つ傾向にあります。けれども、単体の場合にはどうしても薬効に限界があり、効き目にも偏りがあるため、いくつかの生薬を組み合わせることでさらにバランスを整え、なおかつ特殊な薬効を引き出すように処方されます。

現代医学でも医薬品は単一の化学成分、あるいはそれに近いものの薬理作用を中心にして補助的な薬品を組み合わせたり、抗ガン剤の多剤併用法のように薬効の異なる成分を数種類混ぜて使うことがよくあります。しかし、中医学の場合は、組み合わせそのものが効力をもっており、その中のどれが特別に効くという作用の仕方ではないのです。

これは、いくつかの薬理作用を加えた「足し算」の効果ではなく、何種類も加えて服用すると、効き目が強くなりながらも副作用は抑える、さらにまったく別の新たな薬効が生まれる、という「掛け算」の効果が現れるということです。これが「ブレンド効果」の不思議さであり、複雑さなのです。

普通、ある純粋な医薬品（単品という）に別の成分をブレンドすると、それぞれの薬理作用が現れます。例えば、カゼ薬として咳を止めるエフェドリンと解熱剤のアスピリンを混合して投与した場合、両方の薬理作用を示します。これは、単なる混合です。

ところが、咳を止める作用のある麻黄《まおう》という漢方薬にはエフェドリンを含んでいますが、天然物ですから多数の成分が入っています。そのため、麻黄という植物の成分すべてとの複合効果によって、エフェドリンの薬理作用とは異なる効果を発揮するのです。

また、それは服用する人の状態によっても効果を変化させます。一般に、単一成分の場合はそのまま吸収されますが、天然物の場合は消化吸収が行われ、患者の消化機能の状態によって吸収性に変化が生じるというのです。

これが、薬効のある天然物の植物を丸ごと用いた場合と、単一化学薬品との大きな相違点といえます。

◇ブレンド効果を発揮する組み合わせの法則

中医学では、生命は「気《き》・血《けつ》・水《すい》」の三つの要素の活動からなり、すべての病はこれらのバランスが崩れることに起因すると考えられています。気を「陽気」と、血・水を「陰液」と呼びます。

「気」は人体すべての生理機能を動かす生命エネルギーであり、「血（血液）」と「水（体液やリンパ液）」を循環させる原動力となり、正常な人は陽気と陰液のバランスがとれて充実しているから病気は発生しないとされています。

したがって、病気の原因（邪気）に対して自然治癒力を良好に働かせるためには、新陳代謝や体の抵抗力、体のバランス（恒常性）を維持する機能などを正常にしなければなりません。そのためには、気・血・水の量的バランスと循環を整えることが必須条件となるのです。つまり、私たちの体は自律神経の交感神経と副交感神経、血液の酸・アルカリの状態、善玉コレステロールと悪玉コレステロール、腸内細菌の善玉と悪玉菌、ミネラルバランスなど、多くの機能のバランスが調整されることで免疫系、神経系、血管系、内分泌系、代謝系が連動して働き、健康が維持されているということです。

しかし、日常生活の中で「陽気と陰液」は常に生理的な範囲で変動していて、ちょうど起き上がり小法師のようにゆらゆらと揺らいでいます。正常の範囲内であれば、倒れても底にある重りの力ですぐに起き上がってきますが、最愛の人を亡くすなど強烈なショックや何らかの原因でこの変動が範囲を超えてしまうと、自らの力では起き上がれず病気を発生させてしまうと考えられています。

この起き上がる力の原動力が自然治癒力で、起き上がる重りにあたるのが免疫力です。つまり、重りが重いほど倒れにくく、また大きく倒れてもすぐに起き上がれるというわけです。

そこで、陽気や陰液のバランスをとるために、不足があればそれを補い、過剰な場合は取り除くような生薬を組み合わせて処方されます。この組み合わせを間違えると、お互いの薬効を相殺して副作用さえ強める危険性があるのです。

そのブレンドの方法は、「気・血・水」のそれぞれの作用をもつ生薬がバランス良く含まれていることです。これらが整っていれば足りない部分は補われ、過剰な部分は排出されて生理機能が正常に働くようになり、免疫系だけではなく血管系、神経系、内分泌系、代謝系の連携プレーで自然治癒力が高まるとされています。

●ＬＭＣＰエキスのブレンドは漢方薬の処方と合致する

◇「気・血・水」が揃ったバランスの良い組み合わせ

最近は、数種類のキノコ類をブレンドして複合薬理効果を狙った健康食品が多数開発されていますが、その組み合わせの根拠が明確にされておりません。「良いものと良いものをブレンドすれば、もっと良いものになる」という理論が、薬効をもつものの場合にはあてはまらないのです。先に説明したようにその作用は大変複雑なうえ、効き方には個人差があるため、現代医学のような足し算式の回答は出ませんから、組み合わせを間違えると逆効果になることもあります。

ところが、健康食品の中にも中医学の理論を取り入れ、その法則に沿ってブレンドしたものがあるのです。

それが、『ＬＭＣＰエキス』です。

これは、「水溶性シイタケ菌糸体エキス」に、「ウコン」と「田七人参」をブレンドしたもので、「気・血・水」の三つが整った理想的な健康食品といえます。水溶性シイタケ菌糸体エキスが「水」にあたり、ウコンが「気」、田七人参が「血」に相当します。

また、中医学で病気の性質を診る指標となる「寒熱温涼」のバランスもとれているのです。寒は、その薬を服用すると熱をとる働きがあることを示し、涼はその作用がやや弱いこと。反対に熱は、温める作用の強いもので、温は穏やかなものです。したがって、冷え性の人には熱や温の性質のものを処方し、逆に寒のものを与えると症状を悪化させてしまうのです。

どんなに薬効が優れているものであっても、その人の性質に合わない飲み方をしてしまうと、症状の改善は望めないということです。

さて、『ＬＭＣＰエキス』の場合は、ウコンが「寒」にあたり、田七人参が「温」、そして水溶性シイタケ菌糸体エキスが「平」でどちらでもない状態にあてはまります。

これを現代医学の足し算的に考えると、「寒＋温＋平」ではゼロになってしまうはずですが、漢方薬の作用は全身のバランスをとるように促進と抑制が行われますので、「弱ければ補い、余分なら捨てる」ように働き、冷え性の人には「温」を補い「寒」は捨てて正常に導くのです。ただし、これはブレンドした場合の作用であって、「寒」のものを単体でとると冷え性を悪化させる可能性があります。

また、「寒」と「温」という逆のものを組み合わせると、かえって活性化するのが漢方薬の奥深さでもあるのです。

このように、『ＬＭＣＰエキス』は漢方薬の処方に則った組み合わせをすることで、弱っている部分だけを治すのではなく、全身状態のバランスを整えながら病巣部を治癒させる力を強めました。

◇なぜウコンと田七人参がブレンドされたのか

中国の明時代に李時珍によって編纂された『本草綱目』は、現代にも通じる優れた薬学書として日本の薬学界にも大きな影響を与えています。それは、単なる古書ではなく、現在使用されている生薬のほとんどがここに記されているばかりか、その信憑性が確かなものであり、中国の長い歴史の中で経験的に体得した薬効が、現代科学によって立証されているからです。

その『本草綱目』に、シイタケは「上薬」、ウコンは「中薬」、田七人参は「上薬」として記載されています。

生薬は、その毒性に基づいて上薬、中薬、下薬の3ランクに分けられており、この分け方は『神農本草経』の分類法がベースになっています。

上薬は、命を養う神仙薬のことをいいます。無毒で長期間服用しても副作用がなく、身を軽くし、元気が増し、老化を防ぎ、寿命を伸ばす薬効のあるものとされています。

中薬は、毒性は少ないのですが、多めに飲んだり長期間服用すると副作用の心配があるため、使用を間違えないようにしなければならないもの。

下薬は、病気を治す効果が強く副作用を伴うため、使い方には注意が必要なもの。

このように分類されているものを組み合わせることによって、副作用を軽減させながら病気の原因と体の治癒力に働きかける漢方薬がつくられています。

『ＬＭＣＰエキス』もまた、その理論にしたがって水溶性シイタケ菌糸体エキスをパワーアップする組み合わせを『本草綱目』に求めました。そこで、試行錯誤の末にたどり着いたのが「ウコン」と「田七人参」を加えることだったのです。

この組み合わせは、中国の伝統医学に裏付けされた最高のブレンド法ですので、お互いの薬効を引き出しながら、しかも調整してバランスをとり合うことで全身状態の回復を目指すのです。

●柱となる「水溶性シイタケ菌糸体エキス」

◇水溶性シイタケ菌糸体エキスとは

シイタケ菌糸体エキスに、多数の天然ミネラルがバランス良く入っているスーパーミネラル水を加えたのが、水溶性シイタケ菌糸体エキスです。

シイタケがさまざまな症状や病気に効果があることは、これまでの多くの研究で証明されていますが、私たちが普段食べているシイタケよりも、実は菌糸体のほうに栄養素が凝集されているのです。

キノコは、傘の下から子孫を残すためにたくさんの胞子を飛ばします。そして、飛んでいった胞子が枯れ木などに付着して発芽すると繊細な糸状の菌糸を伸ばし、やがて菌糸の集まった菌糸体を形成します。つまり、菌糸体は植物の根にあたる部分で、枯れ木の栄養や水分を吸い取り、溜め込んでいる母体にあたるのです。そして、これが成長してシイタケになりますから、私たちが食べているのは子実体という子供にあたる部分です。

菌糸体には、これからキノコになるべく栄養素をたっぷり含んでおり、この最も活力のみなぎった強靱な生命力をもった状態のときにエキスを抽出したのが、シイタケ菌糸体エキスで、食べるシイタケの何倍もの栄養成分を含んでいます。

しかし、通常はホダ木という15～20年育ったクリやシイ、クヌギなどの木を短く切り、そこにシイタケ菌を植えつけて栽培しますので、これでは菌糸がホダ木の中に伸びてしまって抽出できません。そこで、バガスというサトウキビの繊維と脱脂米ヌカを混ぜた培地で育て、培地の栄養も十分に吸収させてから培地ごと破砕してエキスを抽出します。そのとき、特殊な酵素を加えることで有効成分が代謝物とともに抽出され、変性したリグニン、多糖、タンパク質、無機イオンなどが複雑に結合した高分子化合物となって、子実体とは異なる成分を獲得するのです。

このシイタケ菌糸体エキスには、免疫調節作用、抗腫瘍作用、抗ウイルス作用、抗アレルギー作用、抗コレステロール作用など多数の機能性があり、各大学や研究機関によっても明らかにされている薬効です。

これだけでも十分に効果を発揮するものですが、さらに体内での吸収率をアップするとともに、即効性を得るために加えられたのがスーパーミネラルです。

ミネラルは、体内の酵素（化学反応を促進する物質）と結合して活性化させ、食事で摂った栄養素を吸収しやすい成分に作り替える手助けをしていますので、不足すると酵素が働けなくなって生理機能を低下させてしまいます。一つでも酵素が欠けるとさまざまな病気を引き起こしますから、生命現象に関わる重要な栄養素でもあるのです。

しかし、体内には数千とも数万ともいわれる酵素が存在しており、それらのすべてを活性化するには多数のミネラルが必要となります。たった数種類の偏ったミネラルでは対応できません。

そこで、イオン化（完全に溶解した状態）した多数の天然ミネラルがバランス良く含まれているスーパーミネラルをプラスすることで、シイタケ菌糸体エキスがより作用しやすい体内環境を整えるのです。

これによって水溶性シイタケ菌糸体エキスが、病気や老化によって十分に吸収できなくなっていた栄養素を取り入れられるようになり、細胞の最深部にまで行き渡るようになりました。その結果、細胞全体が正常な秩序を回復し、新陳代謝が活発になって症状の改善が早期に現れるようになったのです。

◇糖質・脂質代謝を改善して血糖値を正常化

シイタケ菌糸体エキスの糖尿病に対する効果については、これまで糖尿病モデルのマウスやラットを使った実験によって、血糖値の上昇を抑制したり、総コレステロール値や中性脂肪値を改善して高脂血症にも有効であることが数多く示されてきました。しかし、さらに異なる動物種での検討を行うことによって、日本人における効果を立証するために動脈硬化症の家兎を使った実験が、日本大学医学部・病理学教室で行われました。

それは、35羽の雄の家兎に高コレステロール食を与えて動脈硬化症をつくりだし、この後に高コレステロール食と濃度の異なる（１％、２％、４％）シイタケ菌糸体エキスを与え、まったく与えていない家兎と、血糖、血清総コレステロール、トリグリセライド、コレステロールエステル、リン脂質、ＨＤＬコレステロールなどを16週にわたって比較観察するというものでした。

その結果、シイタケ菌糸体エキスを与えた家兎は、濃度が高いほど総コレステロールをはじめとする各値が低下傾向を示したのに対し、高コレステロール食のみの家兎は動脈硬化が進み、病理組織検査でも石灰化を伴う内膜肥厚が動脈に認められたということです。

しかし、シイタケ菌糸体エキスを与えていた家兎は、病理組織検査でも内膜肥厚が軽度に抑えられていたことが確認されました。

これは、シイタケ菌糸体エキスに血管壁を防御する作用のあることを示すもので、糖尿病の合併症予防にも有効ということです。

また、血糖値が空腹時270、食後2時間で450の糖尿病患者が飲用したところ、1ヵ月で尿糖が激減し、半年後には血糖値が正常値に落ちついていました。数値的には時間がかかっていますが、喉の渇き、倦怠感、神経障害といった自覚症状は比較的早く解消されていたといいます。

このような効果を、さらに高めたのがスーパーミネラルの力をプラスした水溶性シイタケ菌糸体エキスです。1型の場合はバナジウムが、2型の場合には亜鉛やクロム、マンガンといったミネラルが特に作用していると考えられていますが、シイタケ菌糸体エキス自体にも血糖値を調節するエリタデニンという成分などが含まれていますので、それらの総合作用によって糖尿病の改善に効果を発揮していると考えられています。

●糖尿病の合併症を抑える「ウコン」

◇琉球王朝の専売品だった貴重なウコン

今でこそウコンの名は広く知られるようになりましたが、一般にはターメリックといったほうがピンとくるのではないでしょうか。私たちの大好きなカレーの黄色、タクアンの黄色の正体こそが、実はターメリックことウコンなのです。

ウコンは、ショウガ科の植物で、原産地は熱帯アジア・インドです。明の時代に中国に入り、明から交易のあった琉球王朝に伝わって、今日では台湾をはじめ、沖縄、種子島、屋久島、奄美大島などで栽培されています。

かつて琉球王朝では、砂糖と並ぶほどウコンは貴重品扱いされ、専売制度が敷かれていたといいます。その理由は定かではありませんが、ウコンのもつ優れた薬効と、食用や染料など利用範囲が広かったことで必要性も高く、王府の財源を確保するうえでは最適のものだったからというのが大方の見方です。

そのため、厳重な警戒のもとで栽培されていましたが、その目をぬってご禁制のウコンを掘り起こして自分の畑に植え、自家薬としていた人々もいたといいます。危険を犯してでも手に入れたいほど、ウコンの薬効は高かったのです。

当時の資料によると、琉球王朝から薩摩藩には価格の1・7倍、関西方面には30倍以上の高値でウコンが取り引きされていたようです。

また、さらに歴史をさかのぼると卑弥呼が中国の王に献上したという記録があるほど、古くからウコンは利用されていたといいます。

ウコンは、花を咲かせる時期によって春ウコン（ピンクの花）と秋ウコン（白い花）、そしてガジュツの3種類あり、それぞれの薬効には微妙に違いがあります。特に注目されているのが、クルクミンという黄色い色素の含有量の多い「秋ウコン」です。このクルクミンにこそ、さまざまな薬効が隠されているからです。

クルクミンには、肝機能障害や血行障害の改善、抗ガン作用、強い抗酸化作用などがあり、その裏付けとなる研究報告が次々にされています。

しかし、「良薬、口に苦し」というように、ウコンには苦みと特有の臭いを有する精油成分が含まれているため、飲みにくいという難点があるほか、その強い油性から水に溶けない性質が加工しづらくしていました。

そこで、最先端技術「超臨界ガス抽出法」を導入してウコンを飲みやすく、また手軽に利用できるように苦みと臭い成分である精油だけを取り除くことに成功し、水に溶けない不要成分だけを除去することができたのです。これによって、利用範囲も飛躍的に広がりました。

この水に溶けやすいウコンが、『ＬＭＣＰエキス』に加わったのです。

◇酸化ストレスの防御能を高めて合併症を抑制

ウコンと聞くと肝臓に良いという印象が強いのですが、近年の研究で抗ガン効果のあることや生活習慣病の改善にも有効であることが分かり、注目を集めています。

その研究対象となっているのが、ウコンに含まれるクルクミンという成分で、これにガン化を促進する発ガンプロモーションを抑制する作用をはじめ、さまざまな薬理作用のあることが、名古屋大大学院・生命農学研究科の大沢俊彦教授や京都府立医大の西野輔翼教授らによって明らかにされました。

中でも大沢教授らの研究で、クルクミンを経口摂取すると腸管で吸収される際にテトラヒドロクルクミンという強力な抗酸化物質に変わることが確認され、これがグルタチオン－S－トランスフェラーゼという抗酸化酵素を誘導する作用のあることが突き止められたのです。

これによって、糖尿病の合併症予防ができないかと研究が進められ、糖尿病発症モデルとして知られるストレプトゾトシン誘導糖尿病ラットに対して、1%のグルタチオンを投与して腎機能障害を尿中アルブミン量、クレアチニン量で、また神経障害なども調べることで酸化ストレス防御能の検討が行われました。

その結果、グルタチオン摂取によって生体内のレドックス制御が正常化したことで、糖尿病由来の腎機能低下や糖尿病性の神経障害が抑制されることが示唆されたのです。

つまり、テトラヒドロクルクミンが糖質や脂質代謝を正常化して、糖尿病の合併症を抑制する効果があるということです。もともと合併症は酸化ストレスが原因といわれていますので、活性酸素の生成を抑制する作用は生活習慣病予防のうえでも重要といえます。

また、ウコンには胆汁分泌亢進作用といって、肝臓の働きを活性化して胆汁の生成を盛んにする作用がありますので、胆汁としてコレステロールを体外に排出していけば、結果として血液中のコレステロールを取り除くことができるのです。コレステロールは動脈硬化など血管系の疾患を引き起こしますから、合併症予防にもつながるというわけです。

このように、ウコンは水溶性シイタケ菌糸体エキスとは異なる作用で糖尿病を改善していきますので、『ＬＭＣＰエキス』における回復効果もブレンドすることによって、さらに高まったのです。

●脂肪代謝を活発にして肥満を解消する「田七人参」

◇門外不出の万能秘薬

田七人参は、ウコギ科の多年草植物の根で、種まきから収穫までに3～7年もかかるため、「三七人参」とも呼ばれています。原産地である中国雲南省東南地方は、日本の気候風土とよく似ていることから「自分の育った場所のものを食べていれば病気にならない」とする中国の考え方からすると、日本人の体質にも合う食品であり、実際に漢方薬の中では特に日本人に好まれているものです。

古来、不老長寿の秘薬として尊ばれてきたのは、その希少性に加えて、大地の恵みをふんだんに吸収して育った田七人参の薬効が、お金にも換えられないほど貴重だったからでした。当時は「金不換」と呼ばれていたといいます。

そのわりに、最近まで日本では朝鮮人参などに比べて馴染みがなかったのはなぜでしょう。それは、朝鮮人参をはじめとする薬用人参が、中国や朝鮮、日本でも広く生産されてきたため、手に入りやすい漢方薬として定着していたからです。

それに引き換え田七人参は、中国でしか産出しない貴重品で、自家栽培も思うようにできなかった経緯があります。それゆえに、時の政府は他国への流出を警戒し、長い間、門外不出の政策をとっていたのです。

しかし、現在は中国の解放政策が進み、自家栽培技術も進歩したことで、日本にも輸出されるようになりました。

ところが、ひと口に田七人参といっても、大自然の成分を吸収しているだけに、自然環境に大きく左右され、品質や薬効にはばらつきがあるのです。最高の品質をつくる条件として、標高８００ｍ以上の高地で、昼夜の温度差が激しいこと。そして、日中に太陽が当たりにくくて湿度が高い、さらに強アルカリの土壌である環境が上げられています。

中国では、国家医薬管理局によって漢方素材規格基準が定められていて、1等級品から13等級品まで細かくランク分けして品質管理をしています。もちろん、等級が上がるほど品質が良いのですが、それに比例して薬効も高くなります。1等級品ともなれば、政府要人や軍関係者に対してしか使われないという、まさに医薬品扱いの極上品です。そのようなランクの高い田七人参が、規制の厳しい日本にも特別な条件のもとで輸入されているからこそ、私たちはその恩恵を受けることができるのです。

田七人参には、万能薬といわれるほど多くの薬効があり、滋養強壮、疲労回復、血圧調整、狭心症、脳出血、自律神経失調症、減肥などが一般には知られていますが、近年の研究で田七人参に含まれる「ケトン」という成分に、狭心症など冠状動脈疾患を改善する効果のあることが明らかにされています。

また、朝鮮人参の数倍も含んでいる10種類以上の「サポニン」（配糖体）に、血中コレステロールの低下、活性酸素の除去、免疫増強、核酸の合成促進、血糖値の改善などの効果のあることも分かってきました。中でも、「ジンセノサイド」というサポニンが、ガンに効果を発揮することが最近になって解明されたことで、田七人参の抗ガン効果に注目が集まっています。

◇コレステロール値、血糖値を下げて血液を改善

糖尿病、心臓疾患、脳血管障害、肝臓病、腎臓病などの生活習慣病の多くが、血液の不健康な状態から起きているといっても過言ではありません。人間は血管から老いるといわれるほど、血液がきれいで、血の循環が良ければ若さを保つことができるのです。

そういう健康の基本となる血管関係に効果を発揮するのが、田七人参です。

田七人参の研究は、やはり中国が進んでおり、四川省昆明医学院の実験では、血液中の脂肪分を低下させることが解明されています。服用方法はいたって簡単で、さまざまな生活習慣病を抱える患者に一日2回、生の田七人参を1ヵ月服用させて、症状の改善具合をみるというものでした。

この臨床実験の過程で、田七人参に含まれるケトンに血液中のコレステロール値や中性脂肪値を下げることも明らかになり、実験を指揮した博士によると、腸の吸収をコントロールする作用が田七人参にはあるため、結果として体重の減少もみられたということでした。

また、田七人参に含まれるサポニンが血糖値を下げることも突き止め、その一方では肝

臓や腎臓のタンパク質合成も促進する作用があると報告していました。

その他、多数の臨床研究によって田七人参には、脂肪代謝を速やかに行う作用があり、血管への脂肪沈着を防ぐため、心臓から血管への血行障害が改善されたり、皮下脂肪の沈着を予防して肥満を防ぐだけではなく改善する働きもあることが明らかになったのです。つまり、体内の糖質や脂質を燃焼させて、余分な贅肉や脂肪を取り除くことで、新陳代謝を活発するというわけです。

これによって、腸内環境が整い、腸の働きが活性化されるため、宿便までも取り除く効果があるということです。また、腸管免疫も高まるうえ、血管を強化するとともに血液循環も良くなります。

このように、現代人を悩ますコレステロールの低減や、糖尿病はもちろん、生活習慣病への効果があるとして大変期待されているのです。

日本でも、独自のフードダイナミックス理論によって医療に取り組んでいた故・重野哲寛医師の臨床研究で、田七人参は低血圧ぎみの人が飲用した場合は無気力状態から脱し、高血圧の人が飲用した場合は血圧が降下するという作用を併せ持ち、慢性肝炎や肝硬変ではＧＯＴ、ＧＰＴ値が低下、慢性腎炎では尿の潜血反応が陰性化するなどの効果があることが明らかにされています。

お分かりのように、田七人参の最大の作用は血液を浄化することにあります。ドロドロ血で血行の悪い状態から、サラサラ血にして血流をスムーズするという健康にかかわる根本に作用する力があるのです。そこで、循環器系の疾患に効果を発揮するのはもちろん、肝臓も血管の塊で「血液のプール」といわれている臓器ですから、血流障害が改善されることで肝機能障害も回復も導くことができるのです。

こうして、田七人参とウコン、水溶性シイタケ菌糸体エキスがブレンドされ、『LMCPエキス』となって総合作用で糖尿病を改善していくのです。

●さらなる機能性を獲得した『LMCPエキス』

人間の体を機械のように機能部品の集合体としてみる現代医学は、あまりにも細分化されすぎて全身をみて治すことが難しい状況にあります。特定の病変には鋭い切れ味をみせる化学薬品にしても、正常な細胞や臓器にダメージを与え、私たちが本来もっている自然治癒力を阻害する危険さえはらんでいて、「医原病」という言葉があるように薬が生体機能の微妙なバランスを崩し、かえって病気を作りだすことにもなっています。

それとは逆に、天然の食材がもつ「癒しの力」は細胞レベルの精緻なもので、それが生体機能の複雑な連携プレーのもとで行われますから、薬とは異なった大きな作用を及ぼします。

すべての病気に必要とされる免疫力にしても、単にそれだけを高めたところで病状の改善は望めません。栄養の吸収が悪かったり、腸内環境が不健全であったり、組織の血行が悪くて新陳代謝が低下した状態では、いくら免疫力を増強する作用のある食品を摂っても効果は十分に発揮されないのです。

これは、穴の開いたバケツで水汲みをしているようなもので、一番目立つ穴だけを塞いで小さな穴まできちんと塞いでいないために、運んでいる間にポタポタと水がたれている状態と同じことです。これでは、バケツとしての機能が十分に果たせず、効率の悪い水汲みになってしまいます。

まずは、すべての穴をしっかりと塞ぐ修理が必要なのです。

免疫力を効果的に高めるには、
①腸内環境を整えて消化吸収機能を高めること

②全身の血液循環を良い状態にすること
③細胞や組織の機能低下の要因となる活性酸素を除去すること
④精神的ストレスを取り除くこと
などバランス良く快方に向かう状態にすることが重要です。
『LMCPエキス』に含まれる水溶性シイタケ菌糸体エキス、ウコン、田七人参にはそれぞれ免疫力増強作用がありますが、ブレンドしたことによってそれらが効果的に働くような全身状態を作り上げる配慮がなされています。

第1に、水溶性シイタケ菌糸体エキスが、健康の基本となる消化吸収機能を高めて栄養状態を改善し、組織の血液循環や新陳代謝を促進して自然治癒力の向上を目指します。作用の強い化学薬品を服用すると、胃腸の機能が衰え、消化吸収能力が低下して体力や抵抗力を低下させてしまうことがあります。病気の原因ばかりに目を向けていると、生体の自ら治そうとする能力までも奪う結果となり、治る病気も治らなく可能性があるのです。

第2に、ウコンと田七人参が血液循環の改善に力を発揮します。特に田七人参は、血管系に強いというのが最大の特徴で、血栓を溶かす作用やコレステロールの沈着を防ぐ作用がありますから、いわゆるサラサラ血にします。また、ウコンには血液の内容そのものを充実させる作用があります。いくら血行が良くても、血液が薄くては栄養面では失格となりますから、水溶性シイタケ菌糸体エキスの細胞の最深部にまで入り込む作用によって、体内の栄養素を全身の細胞に届け、造血機能も活性化してより健康な血液内容に改善することができるのです。

『ＬＭＣＰエキス』には、血液をつくる材料となる鉄分をはじめとするさまざまな栄養成分が十分に含まれているからこそ、それが効率よく行われるわけです。

第3に、ウコンのもつ強い抗酸化作用で活性酸素を除去します。水溶性シイタケ菌糸体エキスや田七人参にも抗酸化作用はありますが、特にウコンの抗酸化作用は、単に除去するのではなく活性酸素の生成を抑制したり、遺伝子の酸化を抑制するという多面的な働きがあるからです。

そして第4として挙げられるのが、精神の安定です。免疫力を低下させる要因にストレスがあります。人間は、ストレスを受けると交感神経が刺激されて副腎皮質ホルモンからステロイドホルモンが分泌されます。副腎皮質ホルモンには抗ストレス作用があるのですが、免疫細胞のリンパ球はこのホルモンに弱く死滅してしまうのです。また、マクロファージの能力も低下させます。

交感神経の緊張は、消化管運動や消化液の分泌も抑制しますので、ストレスのかかった状態が続くと消化吸収機能の低下から栄養障害を引き起こし、ひいては免疫力の低下を招きます。

ところが、『LMCPエキス』は、不安やうつ症状を改善に導く効果もあるようです。それは、鎮静作用・鎮痛作用などがあるほか、複合効果で自律神経（交感神経と副交感神経）のバランスを整えていきますので、結果として精神の安定につながるというものです。もちろん、消化吸収機能を高めて食欲減退や体力の消耗を防ぐことで、免疫細胞の能力低下も改善し、不快な症状が解消して気持ちも前向きになるという要素も十分に考えられます。

このように、『LMCPエキス』は免疫力を高めるにしても、それぞれのもつ機能を生かしつつ、また連携させながら新たな機能を生み出して生体のバランスをとって全身状態の改善を図るのです。

これが、ブレンド効果の強みといえます。

●LMCPエキスはアダプトゲンだった！

人間の治癒力は一見、矛盾した作用を及ぼすという面白い働きをします。血圧が高ければ抑制し、逆に低すぎると促進するように働くのです。体温にしろ、血糖値にしろ、すべてが高すぎず低すぎず、適正にコントロールすることで生命活動が維持されています。これが本来、私たちに備わっている起き上がり小法師の力なのです。

『ＬＭＣＰエキス』は、このように正常に機能するような働きかけをしているにすぎません。薬と違って成分を高い純度で取り出したものではなく、それぞれに薬効を発揮して全身のバランスをうまく調和させながら働いています。生体機能を全身的、総体的に活性化させ、免疫機能を高めることによって自然治癒力を引き出して健康に導くのです。

最近、こういう健康物質を「アダプトゲン」と呼び、世界中が提唱している新しい薬の概念とされています。アダプトゲンというには条件があり、第１に長く服用しても毒性及び副作用がないこと。第２に特定の臓器や器官に作用が限定されないこと。第３に全身の生体活動を正常化させ、病気を治すことです。この３つが揃ったものを理想の薬として、ギリシャの医学者がアダプトゲンと名付けました。

これは、西洋医学を学んだ人にとっては画期的な概念ですが、中国の伝統医学からいえば当たり前のことであり、『神農本草経』をはじめとする古書に書かれた「上薬」の薬効にすぎないのです。医療の最先端を走っていると思われた現代医学が、ここにきてやっと東洋医学の目指す医療概念を理解し、受け入れたということでしょうか。

さて、『ＬＭＣＰエキス』は中医学の理論に基づいてブレンドしたものですから３つの条件を満たした、まさにアダプトゲンともいえる食品なのです。

21世紀は細胞レベル、分子レベルの体に優しい医療へ進むといわれていますので、ますますアダプトゲンに期待が寄せられるものと思われます。

第3章

複合効果で血糖をコントロール

●腸管免疫を活性化して免疫力を高める

免疫機能の低下は、糖尿病にも大いに影響を与えます。糖尿病は膵臓の機能低下だけではなく、肝臓、腎臓など全体の臓器の相互関連、つまり全身の問題として捉える病気ですから、免疫システムが正常に働かないと細菌やウイルスに対する抵抗力が弱まって、感染症を起こしやすくしたり、合併症を重症化する危険があるのです。

また、慢性病の治療を長期にわたって受けている場合に誘発する薬剤性の糖尿病や、甲状腺などの内分泌疾患、膵臓ガンなど膵臓の疾患、慢性肝炎や肝硬変などの肝疾患、ウイルス感染など、ほかの病気によって引き起こされた「二次性糖尿病」というものがあり、これにも免疫力が深くかかわっています。

キノコ類がガンをはじめとする難病に効果を発揮するのは、多糖体という成分が免疫システムを活性化するからです。

多糖体とは、ブドウ糖のような単糖がたくさん結びついた高分子物質のことで、その結合の仕方で作用が異なってきます。最も効果が高いとされているのは、β–D–グルカンという多糖体ですが、これにタンパク質が結合したタンパク多糖体に、免疫細胞を活性化する作用があるのです。

β–D–グルカンの構造は、鎖状に伸びた結合部分にたくさんの手を持っていて、この手がどのような物質を掴んでいるかで作用が違ってくるといわれています。アミノ酸と結合しているものをタンパク複合体といいますが、この状態で存在していると、本来は吸収されにくい高分子多糖体の吸収率がアップし、生理活性も高まるといいます。

高分子多糖体は食物繊維とも呼ばれ、あまりにも結合が固いために水に溶けにくく、体内に取り入れても消化吸収されずにほとんどが排泄されてしまうものです。そこで、大腸ガンや便秘予防に効果的とされるのですが、タンパクやほかの物質と結合することで一部は排泄を免れます。それが、腸管内のレセプター（受容体）などから吸収されて免疫活性をしているのです。

しかし、それほど効果のあるものが、みすみす排泄されていくのを見過ごすわけにはいきません。もっと吸収率を高めれば、さらに免疫力が高まるのは容易に想像がつきます。そこで、研究者たちはいかに吸収率を上げるかで知恵を絞っているわけです。

『ＬＭＣＰエキス』に含まれているシイタケ菌糸体エキスは、もともとタンパクと複合して機能性を高める理想的な結合をしているうえ、酵素処理をすることで高分子多糖体を吸収しやすい状態にまで分子を細かくし、さらにスーパーミネラルの力でイオン化していますから吸収率は高いのです。

最近、あらゆる所で酵素処理という言葉を耳にしますが、シイタケ菌糸体エキスは当たり前のこととして最初から行っていました。

ところが、『ＬＭＣＰエキス』には、腸管免疫をさらに活性化する作用のあることが分かったのです。腸管は、消化器官であると同時に、細菌やウイルスなどの病原体が体内に入るのを阻止する免疫の最前線でもあります。

腸管には、パイエル板という独特のリンパ節があり、ここに存在するＴ細胞などのリンパ球集団が、『ＬＭＣＰエキス』を認識したレセプターから発せられる信号によって活性化するというのです。その仕組みは、『ＬＭＣＰエキス』が腸管壁にある免疫細胞・マクロファージの部隊であるパイエル板を刺激してマクロファージの働きを活性化させ、さらに免疫細胞の中枢である腸管Ｔリンパ球もパイエル板で刺激されて増強した結果、免疫力がアップしてガンやウイルスなどを抑えると考えられています。

また、マクロファージはＮＫ（ナチュラルキラー）細胞とともに、免疫システムの中では直接ガンやウイルスを攻撃する頼もしい細胞ですから、これが活性化されるとさらに効果が高まるわけですが、最近の研究でマクロファージを素早く目覚めさせる役割をしているのが、多糖体によって体内でつくられるオリゴグルカンという物質であることが明らかにされたのです。

したがって、多糖体を多く含んでいる『ＬＭＣＰエキス』は、マクロファージを目覚めさせる強力な目覚まし時計を持っているようなものなのです。そこで、免疫力が高まり、糖尿病に対しても早い時期に症状の改善がみられるのです。つまり、免疫細胞の感受性が高まったことで威力も増幅されたというわけです。

●豊富な抗酸化物質の力で細胞の酸化を防ぐ

活性酸素が体に与える影響は、いまさら説明する必要のないほど周知の事実となっています。ご存じのように、私たちの体には活性酸素を除去する抗酸化物質が備わっていて、絶えず発生する活性酸素を取り除いています。

しかし、この酸化防止の能力は加齢とともに衰え、20歳代をピークにあとは下降線をたどり、40歳を過ぎた頃から急激に衰えていくといわれています。成人病の発生年齢というのが、まさに酸化防止能力や免疫機能の低下する時期と一致しているのです。

アメリカのＤ・ハーマン博士は、老化の原因は活性酸素にあると提唱しています。体内のさまざまな組織や器官が酸化されると、これらの臓器は機能低下を生じます。老化とともに免疫力の低下や消化機能の障害が起こり、体の抵抗力が低下した結果、ガンやウイルス感染、そして生活習慣病を発生しやすくしているのです。

それなら、活性酸素の害を減らして老化の進行を遅らせることができれば、抵抗力を高めることが可能なわけです。すべての病気の原因とされる活性酸素をいかに効率よく除去するかが、糖尿病の進行を抑制するポイントの一つになることは間違いありません。

その点、『ＬＭＣＰエキス』は抗酸化物質の宝庫といえます。まず、水溶性シイタケ菌糸体エキス自体に強い抗酸化力があり、特にスーパーミネラルには酵素活性という、私たちの体内でつくられる抗酸化物質を活性化する作用があるのです。

また、ウコンには「グルタチオン−Ｓ−トランスファーゼ」という抗酸化酵素を誘導する作用のあることも明らかにされています。

そして、田七人参には過酸化脂質の生成を抑制する作用があります。活性酸素は、遺伝子を傷つけるだけではなく、細胞膜の不飽和脂肪酸を酸化させて過酸化脂質に変えてしまう原因にもなっています。過酸化脂質は細胞を傷つけ破壊する有害物質で、ガンや成人病を誘発しますので、これを阻止することも重要です。田七人参は、この生成を抑制する力をもっているのです。

このように、それぞれが違う働きをしながら活性酸素をあらゆる角度から除去していくうえ、ブレンド効果によって『ＬＭＣＰエキス』は抗酸化力が高まったといえます。

●血糖値を下げて膵臓の負担を軽くする

糖尿病患者にとって最も重要なことは血糖をコントロールすることですが、実際には血糖値を下げるために食事に気を配り、運動をしてカロリー消費をするなど、努力していても一向に下がらないのが現状です。血糖降下剤を用いている人でさえ、うまくコントロールできずに悩んでいるのですから、これが一生続くと思うとストレスが溜まるのも当然のことです。したがって、いかに血糖値を下げるかが最大のポイントであり、関心事ではないでしょうか。

その最も重要ともいえる作用が『ＬＭＣＰエキス』には備わっています。例えば、エリタデニンという成分が血糖値を調節したり、多数のミネラル類が膵臓を活性化してインスリンの分泌を促進し、またβ－D－グルカンなどの成分が、腸管からの糖分の吸収を抑える働きをして血糖値を下げているのです。

糖の吸収が抑えられて血糖値が下がってくると、高血糖を下げるためにフル稼働でインスリンを産生していた膵臓の負担も軽くなるため、やがて膵臓が正常化されて糖尿病も回復していくと考えられています。

また、肝臓の糖質代謝を円滑にする作用や、肝臓に張りめぐらされた微細血管の循環を促進して血行を良くする作用、そして脂肪代謝を活発にして中性脂肪やコレステロールを低下させ、動脈硬化や肥満を改善する作用などが複合的に働いて、より血糖値を下げていると思われるのです。

しかし、『ＬＭＣＰエキス』は医薬品ではありませんから、単に血糖値を下げているわけではなく、中に含まれるあらゆる成分が互いにバランスをとって正常に導いています。したがって、血糖値が正常な人やインスリンを注射している人が飲んだ場合でも、低血糖を起こすことはないのです。その作用は、常に正常な血糖値を保てるように調節するというホメオスタシス機能を高めているということです。

これによって、低下していた膵臓自体の機能も活性化され、細胞の感受性が高まって糖尿病を改善させていくと考えられています。

●血管細胞を強化して変質を予防

糖尿病の治療を放置していたり、治療が不完全であると、やがて血管や神経が冒されてしまい、気づいたときには取り返しのつかない事態を招くケースが少なくありません。慢性の合併症は、急性とは異なってジワジワと忍び寄って体を蝕んでいきますので、油断は禁物です。

合併症は、毛細血管の変化から起こる細小血管障害と、大きな血管の変化による動脈硬化の二つに分けられ、特に細小血管障害が糖尿病特有の慢性合併症といわれています。

腎臓の糸球体や目の網膜の細小血管は、他の組織とは異なってインスリンの助けを借りずにブドウ糖を利用する力を持っているため、糖尿病の場合は通常よりも多くのブドウ糖を取り入れるようになります。すると、細胞内ではアルドース還元酵素という物質が、ブドウ糖をソルビトールという糖質に変えてしまいます。このソルビトールがタンパク質と結合して、血管自体の細胞を変質させてしまうのです。

そして、細小血管からなる組織に障害を生じ、３大合併症を招く羽目になります。

ソルビトールは、タンパク質や脂肪などと結合すると有害物質となりますので、ブドウ糖をソルビトールに変身させないようにしなければなりません。

そこで力を発揮するのが『ＬＭＣＰエキス』です。エキスには糖質代謝や脂肪代謝を促進する作用があるばかりか、血糖をコントロールする作用もあることで、血管内に過剰なブドウ糖が入り込むのを防ぐことができるのです。

また、血管に弾力を与え、しなやかにするにはホルモンの働きが不可欠なのですが、全身の機能が高まって免疫系、血管系、神経系、代謝系、内分泌系のバランスが整い、連携プレーが円滑に行われた結果、ホルモンの分泌も盛んになり、血管の破裂などの損傷を防ぐうえ、細胞壁も強くなるのです。さらに、抗酸化作用によって細胞の酸化も防いでいますので、しっかりと血管がガードされます。

最近、血管年齢という言葉をよく耳にするように、実年齢に比べて内臓器官の老化が進んでおり、特に劣化が激しいのが血管だといわれています。言い方をかえれば、老化は血管からくるもので、弾力のある血管とそこを流れる血液がきれいであれば、若さと健康を保つことができるのです。

●血栓を溶かして血行を改善

私たちの体は、怪我をして出血をしても生体防御機構が働いて止血しますから、やたらと血液が体外に出ることはありません。

ところが、身を守るはずの作用が体内で、とりわけ血管の中で起こると動脈硬化を引き起こす原因となってしまいます。本来は固まるはずのない血液が、糖尿病などによって動脈内で血小板を凝固させてしまうのが、血栓です。血栓は、さまざまな病気を誘発しますので、できないようにすることが合併症を予防するうえでも大事なことです。

したがって、動脈内での血液を固まりにくくしておけば、血小板での凝集が阻止でき、動脈硬化を起こすことがないわけです。たとえ動脈硬化の状態が発生したとしても、血小板の凝集を抑える作用が働けば、症状を軽減することができることになります。

動脈硬化を予防して血栓をつくらないようにすることが、糖尿病ばかりか生活習慣病、ひいては老化を予防することにもつながると考えられますので、ときには血小板の凝集を抑える薬などを服用することも大切といえます。ところが、『ＬＭＣＰエキス』には血小板凝集抑制作用のあることが証明されているのです。

それは、ウコンに含まれるクルクミンや田七人参に含まれるサポニンに、血栓を溶かす作用があるのをはじめ、ほかの成分との相乗的な効果によって強力な抗血栓作用を獲得したものと考えられています。

『ＬＭＣＰエキス』には、血中コレステロールを低下させたり、体内での活性酸素による異常な酸化や過酸化脂質の生成を抑えたり、小腸からの脂肪の吸収を妨げる働きなどがあり、それらの総合作用で血管内をきれいに掃除して正常な状態に改善しますので、動脈硬化や高血圧などが解消して血行も良くなり、また血糖値がより安定するのです。

つまり、これらの作用は血液循環を改善するため、すべての病気に有効であるといえます。

●薬の副作用を軽減

２型の糖尿病は、食事療法や運動療法が基本ですが、続けても血糖値が下がらない場合は薬物療法が行われます。ほとんどの人が経口血糖降下剤を使用しているようですが、それでも血糖をコントロールできない人が少なくないといわれています。

それは、「薬を飲んでいるから少しぐらい食べすぎても大丈夫」とか「血糖値が下がっているから運動はもう必要ない」と、薬が効いて血糖値が安定してくると自己判断で食事療法や運動療法を怠けてしまうからです。薬物療法はあくまでも補助的なもので、2型の場合は薬を服用していても食事と運動療法が基本であり、そのうえで薬が効果を発揮するものなのです。

したがって、2つの療法が徹底していないと薬の効き目が悪いばかりか、副作用も出やすくなります。

糖尿病に限らず、どんな薬でも副作用はつきものですが、血糖降下剤の副作用として代表的なのは、食欲不振、吐き気などの消化器系に出る場合、発疹などの皮膚に出る場合、肝臓障害が起きる場合、出血や白血球の減少など血管系に障害が出る場合が挙げられています。特に注意が必要となるのが、低血糖です。

低血糖は、ひどくなると痙攣《けいれん》を起こしたり、意識を失う危険があり、そうなると周囲に気づいてもらえない場合は大事に至ることもありますから避けたい副作用といえます。

そのためにも、薬に頼らず糖尿病治療の原点である食事療法と運動療法をきちんと行うことが、安全で、しかも改善の近道ではないでしょうか。

とはいっても、それができないのが現代社会です。忙しくてストレスが溜まっているうえ、人との付き合いでお酒を飲んだり美味しいものを食べたり、これは駄目あれも駄目とメニュー選びが面倒、また運動する場所もないし、スポーツジムに行く時間をつくるのも難しい等、言い訳を挙げればキリがありません。

そんな場合でも、役に立つのが『ＬＭＣＰエキス』です。血糖降下剤の副作用を軽減する働きがあるからです。

副作用は、薬が作用する過程で発生する活性酸素によって生じることが多く、新陳代謝を衰えさせることに起因します。特に障害を受けるのが消化器系、そして化学薬品を分解して無毒化する肝臓や腎臓、薬の作用を全身に循環させる血管系です。例えば、消化器系がダメージを受ければ胃腸障害が起こって食欲を減退させ、体力も低下して免疫力が落ち、新陳代謝も衰える結果となります。すべての器官がつながっており、連動して働いていますから、どこかに障害が出れば全身に影響が出るのです。

要は、新陳代謝を活発にすれば良いわけです。『ＬＭＣＰエキス』によって活性酸素が抑制された体内では、免疫力が高まって細胞も活性化され、薬で傷ついた細胞が速やかに修復されるため、新陳代謝が活発になって副作用が和らぐのです。

また、副作用を軽減するだけではなく、薬自体の効き目も高めて治療効果をアップさせる働きもあります。通常は、血糖降下剤と血圧の薬などを併用すると、薬の効き目が良すぎて副作用が現れるなどのトラブルを生じることがあるのですが、『ＬＭＣＰエキス』は薬ではありませんので、そのような副作用の心配がないのです。

それは、血圧を安定させる作用もある『ＬＭＣＰエキス』ですが、エキス中に含まれるさまざまな成分が互いにバランスをとっていることで、一つの成分が暴走しないように抑えているからです。

第4章 体験談

■ストレスに強くなって血糖値も正常の範囲に

東京都・水上　努さん（53歳）

40歳を過ぎた頃から踏ん張りがきかないというのか、急に体力がなくなったようで、酒を飲むと翌日まで残るし、残業をしていると集中力が切れて頭の中が真っ白になるようになりました。

そんなある日、背中が痛くてしんどいので病院へ行くと、最高血圧が185、血糖値が150を超えており、このままでは糖尿病になるばかりか合併症の危険さえある、と医師に厳重注意を促されたんです。

以来、酒を控え、食事はなるべく家で食べるようにして、昼食も弁当を持っていくようになりました。それでも、全身のだるさはとれず、仕事で無理をすると疲れ果てて2～3日は回復できない状態でいました。そのうえ、営業職なもので、わがままなクライアントを相手にしているとストレスが溜まり、夜も眠れないことがあるなど、自分なりに気をつけていてもジワジワと状態は悪化していたんです。

あるとき、たいした怪我でもないのに、なかなか治らないことに気づき、おかしいと思っていると、尿の出が悪くて色もやけに黄色っぽいうえ泡が立っていました。これはもう糖尿病だと分かり、検査に行ったところ血糖値が１８０で、はっきりと糖尿病の診断を受けてしまったんです。

すぐに血糖降下剤を服用するようにいわれ、また10日ほど入院して食事指導も受けました。退院後は食事と運動、そして薬によって血糖値をコントロールし、これがうまくいかないと進行して合併症が出るし、インスリンを注射するようにもなると、さんざん脅かされたことで、私も模範的な患者でいました。

ところが、一昨年の秋から不況の影響で営業への負担が大きくなり、ノルマこそありませんでしたが、契約の件数しだいで給料が変わる歩合制のシステムが導入され、それまで仲の良かった同僚たちがライバルとなって秘密主義の者あり、仲間を出し抜く者ありと、互いに疑心暗鬼の空気になったんです。

そんな雰囲気の中で仕事をしていると、ストレスが溜まりに溜まって心身ともに疲れ、血糖値もどんどん上昇し、とうとう２７０まで上がってしまったんです。入院を余儀なくされた私は、ベッドの上でも頭の中は仕事のことばかり。そうしたら、見舞いに来てくれた同僚から、私が以前からアプローチしていた企業の契約をＹ氏が横取りしたと聞かされてストレスがピークに！

すると、血糖値は３００に上昇し、病院にいるのに症状の改善はみられず、退院を長引かせる羽目になりました。

このとき、生活習慣だけではなく、気持ちの切り換えもする必要のあることを痛感し、いい機会だから自分の生き方そのものを考え直すようにしたんです。退院後は、生きがい探しに気持ちを向けていました。

久々に出社した日のことです。入院中、チクリに来た同僚が私のところにやってきたもので、今度はどんなダメージを与えるつもりなのかと思っていると、「これさぁ、乳ガンだった家内がずっと飲んでいる健康食品なんだけど、糖尿病にも効果があるっていうから飲んでみないか」と、退院祝いにＬＭＣＰエキスをくれたんです。

なんでも、彼の奥さんが乳ガンの手術を受けるのをイヤがり、これを飲み続けて手術を免れたばかりか、ガンまでも小さくなったそうで、ガンに効くぐらいだから糖尿病なんてすぐに改善されるというのです。

本当に私を心配してくれていた同僚に、なんてさもしいことを考えていたのか。疑心暗鬼だったのは、私も同じでした。私は、同僚に感謝して飲むことにしたんです。効く効かないは二の次で、彼の気持ちに応えたかったんです。

ところが、LMCPエキスの濃縮タイプを一日80ccほど飲み続けていたら、1週間と経たないうちに尿の出が良くなり、色もきれいになってきたんです。病み上がりなので、無理をすると疲れるのではないかと体力面で心配していたのですが、前よりも疲れを感じなくなっており、持続力が出てきたくらいでした。

まさかと思って同僚に話すと、「そうなんだよ。俺も毎日飲んでいるけど、翌日まで疲れが残らなくなったんだ。若返った感じだろう?」と、得意気に言ってました。それに気をよくして、ますます私も「治る」と信じて飲みました。

それから3ヵ月ほど経つと、本当に血糖値が正常の範囲に納まるようになり、血圧も120に下がっていたんです。念のために腎臓や肝臓などの検査も受けましたが、どこにも異常はありませんでした。

LMCPエキスを飲みはじめて、もう1年になりますが、すっかり血糖値は安定し、薬の服用もなくなりました。また、酒を飲んでも血糖値が乱れることはなく、全身の状態も良好で、自分が糖尿病であることを忘れるほど快適です。それに、周りが気にならなくなり、誰が何をしようとストレスが溜まることもなく、心身ともに強くなりました。

今は、学生の頃に好きだった絵を再び描きはじめ、私生活も充実して心穏やかに過ごしております。こんな生活が送れるようになったのも、ＬＭＣＰエキスのおかげですが、そのきっかけをくれた同僚にも感謝していますし、糖尿病が教えてくれたのだと思うと、病気にさえ感謝したい気持ちです。

■どんなに頑張っても１４０以下にならなかった血糖値が下がった

千葉県・山腰　静子さん（53歳）

３年前に糖尿病と診断されました。やたらと喉が乾いて水をガブガブ飲んではトイレに行く、という状態を繰り返しているうちに、肥満ぎみの体がだんだん痩せてきたもので、最初は喜んでいたのですが、とにかく体がだるくて横になってしまうため異常に気づいて病院へ行ったんです。

それ以来、食事療法と運動療法に努めて、なんとか薬を頼らずに血糖をコントロールしてきました。しかし、血糖値は一進一退の繰り返しで、良い状態のときでも１４０が精一杯。それより下がることはありませんでした。

主婦ですから食事療法を続けることは苦になりませんし、糖尿病食は生活習慣病の予防になるうえ、娘はダイエットに良いと言って、家族の評判も良いので、料理好きの私はいろいろと工夫して、みんな同じ献立で済んでいたんです。おかげで家族の健康は万全で、主人は健康診断でも医者にほめられるほど成人病の心配がなかったそうです。なのに、肝心の私にはいま一つ効果が現れない始末。

運動療法だって、夕飯後に30分のウォーキングを一日置きに、それも雨の日だって傘をさして歩いていたんです。

それでも１４０以下には下がりませんでしたので、膵臓自体が弱っていたのかもしれません。医者には何度も相談したのですが、今の状態を維持していれば合併症になる確率は低いから続けるようにと、他に方法がないことを告げられました。薬は私も飲みたくなかったもので、仕方がないと諦めていました。

けれども、昨年の初めからＬＭＣＰエキスを飲むようになって、血糖値が下がりはじめたから驚きました。

薬はイヤだけど、健康食品で糖尿病が改善できればそれに越したことはないと思って、軽い気持ちで友人に勧められるまま飲みはじめたのがきっかけでした。

私は、いつも携帯型の血糖値測定器を持っているもので、時間を決めて毎日測っていたところ、ＬＭＣＰエキスを飲用して数日後には、もう血糖値が下がりはじめていたんです。飲用する前は、高い日があったり低い日があるなど、安定しなかった血糖値が、１ヵ月後には１５０以上には上がらなくなり、２ヵ月後には１２０まで下がっていたんです。そして、数値も徐々に安定してきたようでした。

しばらく１２０前後を維持していましたので、私にとっては最高記録ですから「やった！」という気持ちでいました。定期検診の際に、医師も「よく頑張りましたね。すごいことですよ」と誉めながらも、「どうして急に下がりはじめたんだろう」なんて呟いていたのが印象的です。

それでも、食事療法と運動療法は習慣になっていましたので続ける一方、ＬＭＣＰエキスを一日70 ccを飲み続け、５ヵ月が経過した頃のことです。

ずっと１２０を維持していた血糖値が、再び下がりはじめて１００～１１０の間で落ちついたんです。どうやら腎臓の機能が回復したらしく、インスリンの分泌が活発になっていました。「これなら何の心配もない」と、治癒とはいきませんが改善効果がかなり高いことを医師に告げられたんです。それは、これまで指導に従って食事療法と運動療法を続けていたことで、この習慣を続けていれば心配いらないと、医師も私を信用して治癒の可能性を話してくれたんです。

ただ、ここ数年なかなか下がらなかった血糖値が、どうしてこの数ヵ月でこんなに改善されたのかは不思議だと、未だに首を傾げています。

これは、ＬＭＣＰエキスによる効果であることに間違いありません。なぜなら、それ以外は何も変わったことはしていないのですから。これからも、この状態を維持するために飲むつもりです。

■合併症の進行を食い止めて血糖を上手にコントロール

福島県・寺崎　裕美子さん（55歳）

糖尿病と診断されてから6年になります。その間、病院でいただいた薬を服用しておりましたが、それでも血糖値は２４０くらいはありました。長年の高血糖が災いして、目の網膜に障害が現れ、レーザー治療を受けました。そのときは、特に自覚症状があったわけではなく、検査で異常が発見されて治療を受けることになったんです。一応、網膜症の進行は止められたとのことでしたので、安心はしたものの、やはり失明の恐怖に怯えることがありました。それは、尿にタンパクが出はじめ、腎臓の合併症の心配も出てきたからです。

「このままでは、お決まりの3大合併症になってしまうのでは」と、改めて糖尿病の怖さに襲われました。

そんなとき、友人が以前から飲んでいた水溶性シイタケ菌糸体エキスの話を思い出したんです。彼女は高血圧を改善するために1年ぐらい飲んでいたのですが、今ではすっかり血圧が安定したばかりか、体型もスマートになって肌にもハリが出ていましたので、よく私にも勧めてくれていたんです。でも、健康食品にそれほどの効果があるとは思えず、きっと病院の薬が効いているものと話半分に聞いていました。

しかし、こうなっては私も試すしかないと思い、友人に詳しく聞いて驚きました。彼女は、水溶性シイタケ菌糸体エキスを飲むようになってからは、血圧の薬を飲んでいなかったんです。糖尿病にも当然、効果があると自信たっぷりに言うもので、私もその気になってすぐに飲みはじめようと思いました。

すると、水溶性シイタケ菌糸体エキスにウコンと田七人参がブレンドされた、ＬＭＣＰエキスができたと聞き、どうせなら新しい方を飲みたいと思って早速お願いしたんです。

ウコンが入っているので苦いと思ったら全然そんなことはなく、案外飲みやすくて続けられそうに感じました。最初は、どれくらい飲めば良いか分からず、一日に１００cc も飲んでいました。それは、体験談などを読んでいると、ガンや難病の人が多量に飲んでいたため、私も同じ量が必要だと思って飲んでいたんです。

ところが、それが良かったみたいです。飲みはじめて１ヵ月ほどで血糖値が下がりはじめ、２ヵ月後には２４０から１７０にまで下がったんです。病院の先生は「やっと薬が効いてきましたね」とおっしゃいましたが、この6年もの間ちっとも効かなかった薬が急に効くわけがありません。

これは、まさしくLMCPエキスの効果だと確信し、以来せっせと飲むようになりました。そうしたら、3ヵ月を過ぎて4ヵ月目に入る頃には、血糖値が130をキープしはじめ、食べすぎたり、運動をしなくても決して上がることがなかったんです。

それに、友人よりも体が引き締まってきたうえ、肌が白くてしっとりしてきたもので、二重の喜びでした。どうやら、この健康食品は私に合っていたようで、定期検診のときに先生から「しばらく食事と運動で様子をみましょう」と、薬は処方されなかったんです。私も、できるだけ薬は飲みたくないと思っていただけに「やった!」という気持ちでいっぱいでした。

LMCPエキスを飲むようになって、はや半年が過ぎましたが、食事療法と一日1時間の散歩を組み合わせて、上手に血糖コントロールをしています。だいたい110~120の間に落ちついております。

また、先日の検査では総コレステロールや中性脂肪も正常値で、高血圧や高脂血症の心配もなく、この状態を維持できれば合併症の進行もないと診断されました。ますますLM

ＣＰエキスが手放せなくなりました。

それと、私の改善ぶりに驚いた友人が、自分もＬＭＣＰエキスに切り換えたと言ってました。

■飲むほどに効果を実感できるので飲み甲斐がある

京都府・佐々木　健作さん（48歳）

学生時代から野球をやっており、社会人になっても地域の野球チームに入って、休みの日には汗を流していました。ですから、健康には自信がありましたし、会社の健康診断でも異常なしが当たり前でした。

それが、年々忙しくなって野球どころではなくなり、ストレス解消ができないうえ、立場的には中間管理職というまさにストレスの多い状況でしたから、徐々に体調を崩して疲れやすくなっていました。そして、とうとう4年前の健康診断で「要再検査」の通知を受け取り、病院へ行って「立派な糖尿病」と診断されたんです。そのときのデータは、血糖値が260、グリコヘモグロビンが11・5％でした。

言われてみれば、確かにここ数ヵ月は喉がよく渇いて水を飲んでいたり、トイレにも頻繁に行ってましたが、これは新陳代謝が活発なんだと思って何の心配もしていなかったんです。そこで、糖尿病がどんな病気なのかを知らなければいけないと、本を買って読んでみたのですが、どうもつかみどころがなく、治るのか治らないのか、さっぱり分かりませんでした。

それに、医師から示された治療法がカロリー制限と運動で、薬は出されなかったため、余計に病気という実感が湧かなかったんです。まあ、運動は好きでしたから苦になりませんが、食事制限は正直なところきつかったです。

けれども、ご飯やおかずの量を今までの3分の2に抑えたり、お酒の量を減らすなど、私なりに努力した結果、2ヵ月後には血糖値を230にまで下げることができたんです。しかし、グリコヘモグロビンは11・5％のままでした。

その後も医師の指導にしたがって食事制限と運動を続けましたが、思うような成果は得られず、だんだんとやっていることが無駄に思えて食生活が元に戻っていきました。

そんなとき、知人の紹介で知ったＬＭＣＰエキスを試したんです。すると、飲みはじめて2ヵ月ほどで血糖値が１９０になり、食生活が乱れていたのに下がっていたもので驚いてしまいました。これで食事制限をしたら、もっと下がるに違いないと思って再び自己管理に努めたんです。

実は、医師からは２００以上が続くようなら血糖降下剤を飲むようになるといわれていましたから、２００を切ったときはホッとしました。

それ以来、ＬＭＣＰエキスを毎日飲み続け、少し血糖値が高めのときは量を増やすようにして飲用しました。その結果、さらに2ヵ月後には血糖値が１６０、グリコヘモグロビンが９・２％に下がっていたんです。これには医師も大変驚き、どんな食事をしていたのかと聞かれましたが、ＬＭＣＰエキスのおかげとしか言いようがありませんので、「どうしたんでしょう?」と惚けていました。

飲めば飲むほど効果が実感でき、それが数値で示されるものですから飲み甲斐があり、もう手放せなくなっています。もうすぐＬＭＣＰエキスを飲むようになって半年が経ちますが、血糖値も98にまで下がって安定し、やや高めだった血圧も正常になるなど、良い状態を保っております。

先日、病院の糖尿病教室で知り合いになったご老人に、ＬＭＣＰエキスを勧めたところ、非常に体調が良くなったと喜んでいました。そのご老人は、左手がしびれて上手に使えないと言っていたのに、次にお会いしたときはしびれが取れたとも言っていましたので、本当に糖尿病に効果があると確信を深めた次第です。

■面倒なカロリー計算から解放されて

大阪府・秋山　雅彦さん（62歳）家族談

５年前から糖尿病を患っていた主人は、だんだんと血圧が高くなり、肝機能にも問題を抱えるほど病状が進行してきました。本人なりに改善しようと努力して、自然食品を試すなどいろいろやっていましたが、生活習慣病はやはり食事が基本ですから、どうしても主婦である私に負担がかかっていました。

主人は、一日の摂取カロリーを２５００に抑えるように言うのですが、栄養士でもない私にカロリー計算などできるはずがありません。ガイドブックを見ながらだいたいのカロリーを計算して作るのですが、もう面倒でなりません。そんなアバウトな計算をしているから、自分の糖尿病が改善しないのだと私に当たる始末です。そのくせ、自分は外食をしたり、お店で買ってきたコロッケなんかをこっそり食べているんです。

それでも、主人が食事に気をつけている以上、私や子供が揚げ物やお肉を食べるわけにはいかず、そういうものは主人の留守のときに食べるなど気を遣うし、献立作りのプレッシャーで精神的にも参っていました。

昨年の初めに、姉からＬＭＣＰエキスをもらったときは、何の期待もしないで主人に飲むように勧めました。今までにも自然食品や健康食品は、さんざん試して効果がなかったのですから、いくら姉が効くといっても半信半疑だったんです。

でも、今回は違っていました。飲みはじめて１週間ぐらいで「体のだるさがとれた」という主人は、本当に体調が良さそうで、気のせいとは思えなかったんです。血糖値が下がりはじめたのは、１ヵ月が過ぎた頃だと思います。２００前後だった血糖値が１６０～１７０で推移し、それから１ヵ月後の定期検診では肝機能の数値であるＧＰＴまでも85から45に下がっていたんです。

これには主人も大喜びで、すぐに姉に知らせると「義母の糖尿病がコレで改善しつつあるから、雅彦さんも試してみる価値があると思って」と、ＬＭＣＰエキスの成果に満足そうでした。

そんなに効くものならと、私も健康維持のために飲みはじめました。濃縮タイプを主人が一日80 cc、私は50 ccを目安に飲んでいたところ、1週間で私の便秘が改善し、それからは便秘に悩むことがなかったんです。

主人も、今回は十分に手応えを感じているようで、精神的にも余裕が出てきたのか、厳しくカロリー計算を言わなくなったんです。今まで通りの食事で血糖値が下がっていましたし、たまにお酒を飲んだり、お肉や天ぷらを食べても血糖値に変化のないことが分かって安心するなど、ストレスもなくなったみたいでした。やはり、本人が一番精神的にきつかったんですね。

心身ともに解放された主人は、どこへ行くにもＬＭＣＰエキスを持って行くほどに信頼して、ずっと飲み続けていました。その結果、4ヵ月後には正常値の範囲になり、その2ヵ月後にはすっかり正常値で安定していました。

おかげさまで、主人の糖尿病も高血圧も肝機能も改善されたうえ、私の体調も良く、また面倒なカロリー計算からも解放され、現在は揚げ物のときはＬＭＣＰエキスを多めに飲むようにして帳尻を合わせています。

さらに、娘の生理不順や冷え性も改善されたのでビックリしています。もう、わが家の常備品といった存在です。

■4ヵ月で高血糖が治ったばかりか体重も8キロ減って

愛知県・加納　忠さん（63歳）

身長１７０センチ、体重85キロと、立派な肥満体だった私が糖尿病になったのは、当然の結果ともいえます。

もう何年も前から減量をするようにと女房に注意され、食卓には魚や野菜が中心の和食が並ぶなど、私の体を気づかう献立が多くなっていました。それなのに、私ときたら好きな酒を浴びるほど飲み続け、家では食べられないカツ丼や焼肉など、カロリーの高いものばかりを外で食べていたんです。そんなふうですから、痩せるはずがありません。

そして、一昨年にはとうとう糖尿病と診断されてしまい、さすがにショックでした。

「こんなことなら女房の言う通りにしていれば良かった」と、しきりに後悔しましたが後の祭です。とにかく食生活の改善が大事ですから、心を入れ換えてカロリー制限をして、同時に空腹時血糖値が４００近くまであったもので、血糖降下剤を飲むことになりました。

しばらく薬を飲んでいると血糖値は改善したのですが、元来の薬嫌いの私は、途中で飲むのを止めてしまったんです。それは、食生活を改善して糖尿病を治したいと考えてのことで、女房には今まで以上に負担をかけると思いながらも、協力してもらうことにしました。

それから半年、女房と二人三脚で頑張りましたが、どうにも思い描いているようには血糖値が下がらず、体重も3キロ減っただけでした。相変わらずズボンのベルトの上に乗ったお腹を見るたびに、ため息が出ました。

そんなメゲていたときに、私を励ますつもりで女房が勧めてくれたのが、ＬＭＣＰエキスです。成分を見ると、確かに良いものばかりが入っており、特に田七人参には以前から関心を持っていましたので、しばらく飲んでみることにしたんです。

女房からは、一日70ccを2～3倍に希釈して数回に分けて飲むように言われたのに、何を勘違いしたのか1回に70ccを日を2回飲んでいたんです。どうも瓶がカラになるペースが早いので、おかしいと気づいた女房に指摘されて分かったのが、1ヵ月以上過ぎてからでした。

ところが、これが良かったようです。飲みはじめて1週間で腸の調子が良くなって、すぐに下痢をしてしまう私が、太くて立派な便を出すようになったんです。これで効果を実感して、ずっと同じペースで飲んでいたわけです。

すると、薬を飲んでいないにもかかわらず、血糖値がだんだんと下がりはじめ、体重も1ヵ月で2キロ減っていたんです。これには女房もビックリして、もう1ヵ月1回に70cc飲むことを勧めてくれました。

そうしたら、さらに血糖値が下がって170になり、体重もまた2キロ減っていたんです。この変化には主治医も大変驚いて「かなり厳しく食事制限をしたのですね。糖尿病は長期戦ですから、あまり無理をしないでください。ストレスを溜めるのも良くないのですよ」と、関心したり心配したりで複雑そうでした。

しかし、実際には特別なことは何もしていなくて、食事は家で女房の作る和食を食べ、外食のときもカロリーの低そうなメニューを選んでいたほかは、ＬＭＣＰエキスをせっせと飲んでいただけだったんです。それでも、確実に血糖値が下がって、薬を飲んだときよりも効果があったように思います。

そこで、そろそろＬＭＣＰエキスの量を減らして様子をみることにして、一日70 ccで試してみたんです。けれでも、効果に変わりはなく、血糖値は順調に下がっており、体重も減り続けていましたので安心しました。

女房が言うには、私の体の細胞に火が付いて新陳代謝が活発になったから、あとはその勢いで十分に燃えるので量を減らして大丈夫なのだと。私も、なんだかエネルギーの効率が良くなったように感じました。

ＬＭＣＰエキスを飲みはじめてまだ４ヵ月しか経っていませんが、すでに血糖値は１００～１１０と正常範囲にまで下がっており、体重も８キロ痩せました。それが、単に痩せたのではなく体が締まったようで、以前のようなブヨブヨした感じではないのです。肥満というよりも、がっちりした体型になったと、女房や子供たちに言われますので、大きな山は越えたようです。

今後は、ＬＭＣＰエキスを飲み続けて正常値を安定させ、主治医に完治したと言われることが目標です。

■10年来の糖尿病とさよならの兆しが

東京都・金子 伸一さん（54歳）

営業という仕事柄、アルコール断ちも食事制限もままならず、不摂生をしていると思いつつも生活習慣を改めることなく続けていました。そのツケが、見事な皮下脂肪となって体をまとい、おやじ体型になったことを気にした矢先に、会社の健康診断で糖尿病を指摘されたんです。それ以来、この10年間は健康診断のたびに糖尿病と言われ続け、通院もしていましたが、営業職ですから生活はなかなか改善できずにいました。

そのせいで、血糖値は常に２００を越えた状態で、医師にも再三入院を勧められながらも、忙しさを理由に仕事を優先して放置していたんです。

そうこうするうちに、異常な疲労感に襲われ、体重が激減して病状が悪化。一昨年、ついに入院治療を受ける羽目となり、病院では徹底的に禁酒禁煙、食事制限をされました。これも身から出たサビと思ってしたがっていましたが、その割には依然として高血糖の状態でした。早期に治療をしていれば良かったものを、放っておいたばっかりに手足のしびれ、かすみ目、インポテンツと合併症まで現れてしまったんです。

これには、さすがにショックで、ようやく糖尿病の怖さを身をもって知りました。

退院後、前立腺肥大に悩んでいた義兄から「これを飲んでみないか。ＬＭＣＰエキスというのだが、俺はこれで前立腺肥大が良くなったんだ。糖尿病や合併症にも効果があるらしいから、試してみる価値はあると思うよ」と、勧められたんです。しかし、この手の健康食品はたくさん出回っており、どれもうたい文句ほど効いた試しはありません。でも、義兄の紹介ですから断りにくいこともあり、３ヵ月だけ試して効果がなかったら止めようと思って、軽い気持ちで飲みはじめました。

ところが、２ヵ月もしないうちに一時期の疲労感がなくなり、外回りや残業も苦にならないほど体がラクになっていたんです。その効果は体ではっきりと感じられるほどに、強力なものでした。しだいに、かすみ目、手足のしびれも治まり、検診の際には「良い状態ですね」と初めて医師に誉められたんです。

自分の体なのに労らず、不真面目な患者にいつも苦笑いを浮かべて見ていた医師が、やっと笑顔を見せてくれました。それもそのはず、なかなか下がらなかった血糖値が２００を切り、それからも下がり続けたからです。

私はただ、ＬＭＣＰエキスの飲みきりタイプを一日５本ほど飲み、あとは入院中に指導された食生活に近づける努力を多少はしただけでした。禁酒は無理ですが、禁煙はしました。それ以外は、かえってストレスが溜まるため、糖尿病と上手く付き合ううえでも無理はしないようにしたんです。

こんな適当な生活改善法でも血糖値が上がることはなく、うまく血糖コントロールができていましたから、これはＬＭＣＰエキスの効果としか思えませんでした。

半年が過ぎた現在は、まだ血糖値が１３０前後をウロウロしていて正常値ではありませんが、糖尿病の諸症状が改善され、インポテンツも治りましたので一安心できました。もう10年の間放置して大変な状態を招いたことを考えると、半年でこの成果は奇跡としか言いようがありません。このままＬＭＣＰエキスを飲み続けていれば、１年後には血糖値も正常値になると確信しておりますので、焦らずにいこうと思っています。

それにしても、義兄から紹介してもらわなかったら、今頃どうなっていたことか。あのときは疑いの目で見て、3ヵ月で止めようと思って飲んでいたLMCPエキスが、今では欠かせない存在となったことを義兄も喜んでくれました。

■血糖値が下がったうえ視力も回復して

東京都・中西 則夫さん（56歳）

食道楽で酒飲みの私は、長年にわたって食べ歩いた末、一昨年の人間ドックで遂に糖尿病が発見されました。

今にして思えば、2～3年前から喉が渇いたり、体がだるいような症状があったばかりか、最近は手足のしびれ、倦怠感、眠気など、思い当たる節はいくつかあったのに、病院へ行くのを先延ばしにしているうちに、病状はどんどん進行していたんです。

今回の発覚も、同年代の友人が突然亡くなったことで健康に不安を抱き、自分も心配で人間ドックに入って分かったものでした。そんなことでもなかったら、まだ病院へ行っていなかったかもしれません。

血糖値が300もあったため入院して治療を受けた後、食事療法の指導を受けて退院。以来、食事療法と運動療法を続けていました。

しかし、右目の眼底出血が悪化し、ほとんど目が見えない状態になったんです。光凝固治療を受けましたが視力の回復はみられず、左目までも眼底出血の起こる危険が出てきたため、失明の恐怖に脅え、夜も眠れない日が続きました。

私は、小さな印刷屋をやっているもので、視力を失うのはまさに死活問題。糖尿病よりも、仕事に支障が出ることのほうが切実な問題だったんです。

ところが、私の目を心配した若い社員が、同じ糖尿病を患う父親がLMCPエキスを飲みはじめてから、病状が快方に向かったと教えてくれたんです。これまでは、そういうものを信じなかった私ですが、どうにもならない状態でしたので藁にもすがる思いで試してみることにしました。

すると、毎日飲むうちに視力が回復しはじめ、2ヵ月ですっかり回復して失明の危機を免れたんです。それと同時に血糖値も下がりはじめ、徐々に諸症状が改善されていったから信じられませんでした。確かに、LMCPエキスは糖の代謝を促進すると聞いてはいましたが、これほど順調に回復するとは期待以上の成果に驚くばかりでした。

その代わり、この2ヵ月はＬＭＣＰエキスを一日１００cc前後も集中して飲み続けたんです。その後は、60～70ccに減らして飲んでいたところ、血糖値が１６０で安定しはじめ、まだ高めではありましたが体調はすこぶる良く、日常生活が何の支障もなくラクに送れるようになっていたんです。

ＬＭＣＰエキスを飲むようになって7ヵ月になった現在、血糖値はすっかり正常になり、また体重も10キロ近く減って中性脂肪やコレステロールも正常、合併症につながる要因がほぼ解消されるなど、この状態を維持できれば悪化の心配はないと医師に言われるくらいに改善されています。

これからもＬＭＣＰエキスで合併症予防に努め、健康で長生きしたいものです。

■糖尿病のほか脂肪肝、高血圧も改善してスッキリ

神奈川県・竹下　早苗さん（55歳）

30歳で念願のお店を開店し、以来スナックを経営していますが、お酒好きのため自分でもつい飲んでしまってアルコール性脂肪肝になっていました。さらに、高血圧で上が１５０、悪いときは１７５にまで上昇し、血圧降下剤を服用する有り様。ここで、生活を改めていれば症状は改善できたのでしょうが、昼と夜が逆になった生活を続けた末、糖尿病まで病気が増えてしまったんです。食後の血糖値は１８５もあり、体が重くて何をするのもイヤで、やる気が起きない状態にありました。

これ以上、病気を抱え込むわけにはいきませんので、お酒を控えて食事にも気をつけ、夜の9時以降は食べないようにしていたんです。しかし、疲れはひどくなる一方で、午前中は特にだるくて起きられませんでした。仕方なくお店は人に任せ、規則正しい生活をするようになり、そのおかげでだいぶ体はラクになりました。

けれでも、生活習慣病をここまで悪化させていると、今さら生活習慣を改めたところで

遅かったんです。すでに全身の機能が弱っていて、これを回復させるには並大抵の事ではないと先生に脅かされ、強い意志を持つことが大事だとアドバイスされました。

そんなとき、ストレス解消にと久しぶりでお店に行くと、常連さんから良いものを教えてもらったんです。それが、ＬＭＣＰエキスです。その方は、健康維持のために飲んでいるとの事でしたが、詳しく話を聞いてみるといろいろな病気に効果があるようで、実際に彼は大酒飲みの大食漢なのに、とても元気でタフでしたから、なんだか私にも効くような気がしてきました。

早速飲んでみると、お酒に比べたら飲みやすいとは言えませんが、まあ飲み続けられる味をしていましたので、薬と思って一日80㏄ほど飲みました。すると、２週間で全身のだるさが和らぎ、朝の目覚めが良くなったんです。頭痛、便秘、肩コリなどが解消し、体が軽くてとてもラクになっていました。

私は、運動が嫌いなのでタクシーをやめて歩いたり、エレベーターをやめて階段を使うくらいのことしかしていないにもかかわらず、ちょっと太めだった体が引き締まり、ウエストにくびれができたんです。それが、ＬＭＣＰエキスを飲みだして２ヵ月後のことでした。

「これでイケる！」そう確信して、ますます何があってもＬＭＣＰエキスだけは飲み忘れないようにし、ペットボトルに詰めて持ち歩いていたんです。そうしたら、3ヵ月後には空腹時の血糖値が１０７、食後は１１２に改善していたのでビックリ！

さらに驚いたのは、肝機能数値であるγ-ＧＴＰが正常値に、また血圧も上が１３５、下が89とこれも正常値になっていたんです。ずっと苦しんで、お店まで休んで養生をして駄目だったのに、ＬＭＣＰエキスを飲んでいるだけで、こんなにも症状の改善がみられるなんて信じられませんでした。

あまりの効果に先生にお話ししてみると「信じられませんが、竹下さんには合っていたのかもしれません。良くなっている以上、やめなさいとは言えませんので、しばらく飲み続けるのも良いでしょう」と、否定とも肯定ともとれる返事をしただけでした。

ＬＭＣＰエキスがなくなりかけて問い合わせをした際、窓口の方にこの話をしたところ、やはり私は効果の出るのが早いほうだと言われ、相性がとっても良いのだと思いました。もう飲みはじめてから半年が過ぎましたが、すっかり薬類とも縁が切れて、それでも生活習慣病といわれた諸症状は出なくなっています。

あと半年して問題がなければ、お店に出ようと思っています。もちろん、水割りの代わりにLMCPエキスを飲むつもりです。

■閉経したのに再び生理がはじまって困惑

岐阜県・荒木　美千代さん（55歳）

喉の渇きや倦怠感、手足のしびれなどの自覚症状がはっきりと現れ、さすがに危機感を持って病院へ行きました。糖尿病と分かってからは食事に気をつけていたのですが、ストレスが溜まると甘い物が無性に食べたくなり、いけないと思いながらも我慢できなくなって食べてしまうため、血糖コントロールがうまくいかずに進行させてしまいました。そのときの血糖値は空腹時280、食後460だったんです。

しかし、入院して治療を受け、だいぶ良くなって退院したところで、家に帰ればまたストレスの溜まる事があり、そのイライラを甘い物で解消するという悪循環を繰り返すばかりでしたから、一向に改善することはありませんでした。

そもそも私が糖尿病になったのは、自己中心的な主人が原因だったんです。常に周りを振り回し、自分の思い通りにならないと機嫌が悪いもので、いつも私がペコペコと頭を下げて回っている始末。そんなですから仕事だって、上司と喧嘩をするなどトラブルがたえなくて何度も職を変わりました。気に入らないと会社を休んでしまうのですから、始末が悪いです。

娘の友達の間でも主人は有名で、一人娘のため婿養子をと考えていますが、「いま美奈(娘)ちゃんをもらうと、もれなく二郎(主人)さんがついてくる」とからかわれるほど厄介な存在となっています。

そんなわけで、私のストレス・レベルはいつもピーク状態。甘い物でも食べないと、身が持たなかったんです。そして、徐々に糖尿病が悪化していきました。

ところが、そんな私を心配した娘が、ＬＭＣＰエキスを見つけてくれたおかげで、悪循環を断ち切ることに成功したんです。

まず、私のストレスが溜まらないように主人の世話や話し相手を、娘が進んで買って出てくれて、一方ではＬＭＣＰエキスを飲んで体を回復させるようにと、環境を整えてくれました。

わが家は、以前から自然食品や民間療法をよく取り入れていましたので、健康食品にも抵抗がなく、良いものなら積極的に試そうと思っていました。海洋深層水が糖尿病に良いと聞いたときも、情報の早い東京にいる友人に調べてもらって取り寄せたものです。でも残念ながら、効果は今ひとつでした。

何度もがっかりしたことはありますが、試してみないと分かりませんし、いろいろ探しているうちに、きっと自分に合うものとめぐり会える気がしていました。

それが、まさにＬＭＣＰエキスでした。飲みはじめて2週間くらいで肩コリや目の疲れ、便秘などの不快感が解消して、なんとなくスッキリした感じがしたんです。手応えがあったもので、なおも続けて飲んでいると、2ヵ月ほど経った頃から徐々に血糖値が下がりはじめ、3ヵ月目には空腹時で１７０になっていました。

数値が下がってくると、なんだか気持ちまで落ちついて、主人のことが気にならなくなったんです。もちろん、娘が相手をしてくれているからですが、目の前でわがままぶりを見ていても癇に障ることがなく、不思議と冷静でいられました。それに、何といっても甘い物を食べなくなっていたんです。

うちは岐阜の田舎ですので、食事自体はもともと質素のため、間食などをしなければそれほど高カロリーにはならないんです。ですから、主人のことでストレスが溜まらなくなり、甘い物を食べなくなったおかげで、血糖コントロールがラクになりました。また、私が主人を気にしなくなったら、なんだか主人も張り合いがないみたいでおとなしくなり、周りからも相手にされないもので少し善い人になりました。娘は、扱いやすくなったと言います。

おかげでますます順調に回復し、ＬＭＣＰエキスを飲みはじめて５ヵ月もすると、すっかり血糖値は正常値に落ちつき、合併症の危機を食い止めることができたんです。その間、体重も５キロ減って、肌が白っぽくなりました。

さらに驚いたのは、とっくに更年期が過ぎて生理も完全に止まっていたのに、また生理がきたことです。若返ったと喜ぶべきか、煩わしいと思うべきか、なんだか恥ずかしいような複雑な心境です。

それほど、私の体では変化が起きていたんです。新陳代謝が活発になったようで、体力もついてきました。以前のように少し動いただけで疲れることはなくなり、一晩寝ると翌日はスッキリするんです。毎朝、娘と愛犬を連れて田んぼ道を散策し、楽しく充実した生活を送れるようになりました。

今は、心身ともに安定しています。主人も今のところトラブルを起こしていませんので
ホッとしています。

■半年でインスリン注射の必要がなくなってビックリ

大阪府・前島　康弘さん（57歳）

４年前に糖尿病と診断され、血糖降下剤を服用していました。しかし、２年前からは一日２回のインスリン注射を行うようになり、糖尿病とは一生の付き合いになると半ば諦めていました。面倒な注射と食事療法を習慣化しなければと思いながらも、制限される日常生活にうんざりし、好きなものも自由に思いっきり食べられない人生を長生きして、この先どんな楽しみがあるのかと、青臭いことを考えてしまうこともありました。

また、夜中に低血糖を起こして慌てたことも何度となくあり、油断をすると命にかかわる病気だとも知りました。ここまで悪化させてしまったのは身から出たサビですが、何の

自覚症状もなく忍び寄り、気づいたときには進行していて血糖コントロールが難しい状態なのですから、薬に頼るしかなく、いかに身についた悪い生活習慣が時間をかけて体を蝕んでいくか、身をもって知ったんです。

それが、糖尿病仲間から教えていただいたＬＭＣＰエキスを半信半疑で飲みはじめたら、３ヵ月後には３５０もあった血糖値が、２００前後で安定したんです。その間、インスリンも打っていましたが決して低血糖を起こすこともなく、穏やかに効いていました。

試しに、インスリンの注射を一日1回にして様子をみました。それでも血糖値が上がることはなく、相変わらず２００前後をキープしていたんです。さらに飲み続けているうちに、ますます血糖値が下がって１７０になり、再び安定したんです。

しばらく様子をみて、５ヵ月目に入ったところで思い切ってインスリン注射を中断してみました。けれども、やはり血糖値は１７０前後を維持し、上がることはありませんでした。

一年経った現在、もうインスリンも血糖降下剤も使用しておりません。ＬＭＣＰエキスと食事療法だけで、血糖コントロールができるようになりました。生活習慣病の怖さを経験しましたので、もう無茶な食生活はしません。ご飯を玄米食にして、栄養バランスを考えながら食事をしています。

すっかり健康マニアになってしまい、テレビの健康番組をチェックして体に良いものをドンドン取り入れ、合併症予防に燃えています。半分趣味になっている感じで、糖尿病と付き合うようになりました。

ＬＭＣＰエキスのおかげでどん底から抜け出せたのですから、これを無駄にしないように引き続き健康維持に努めている次第です。

■失明の不安から解放されて自由に外出

岐阜県・渡辺　達也さん（59歳）

４年ほど前から高血圧ぎみだったのですが、日常生活に支障をきたすことはなかったので、特には気にしていませんでした。ところが、その1年後に糖尿病が発見されると、徐々に自覚症状が現れ、動脈硬化まで起きてすっかり病人になってしまいました。そこで、インスリン注射をするようになりましたが、血糖値は１６０以下に下がることはなく、とうとう影響が目の動脈に現れてきたんです。

網膜の中心動脈がけいれんを起こして内腔を塞ぎ、血液の流れが悪くなってしまいました。これを回復させるために手術までしましたが、視力の回復はみられず「このままでは失明するかもしれない」と不安に苛まれました。

それまでは、見えて当たり前で何も考えていませんでした。けれども、片目だと疲れるうえ、外出がすごく怖いんです。私は左目がほとんど見えない状態だったのですが、外を歩いていると、左側の視野が狭くなるため目の前に来るまで障害物が分からなくて、ぶつかったり、つまずいたりと危険なんです。また、遠近感もつかみにくく、物を掴んだつもりが位置がズレていて掴めなくて落とすなど、片目で生活している人の苦労が身にしみました。とにかく、疲れて肩コリや頭痛も現れてくるんです。

そんなですから、しだいに外出を控えるようになり、家で過ごすことが多くなった今年の正月、親戚の者が勧めてくれたのがＬＭＣＰエキスだったんです。「騙されたと思って飲んでごらんよ」と、聞いたこともない健康食品を熱心に説明するもので、なんだか断りにくくて当分の間飲むようにしたわけです。

ところが、軽い気持ちで飲みはじめたはずが、１週間を過ぎたあたりから日増しに目の疲れが和らぎ、肩や首の重いような症状が消えてきたもので、自分から積極的に飲むほど変貌してしまいました。本当に、飲めば飲むほど体がラクになったんです。特に、２ヵ月目に入った頃から、高めだった血圧が下がりだしたので驚きました。主治医からは塩分を控えめにするように注意されていたのに、長年濃い味に慣れてしまった舌は物足りなさを感じて、ついお醤油をかけてしまうなど、薄味にしても意味のない食事療法をしてストレスになっていたんです。

それが、ＬＭＣＰエキスを飲むようになってからは、薄味を守ればもっと回復するかもしれないと思って食事療法を頑張るようになり、同時にカロリー制限もしたところ、血圧だけではなく血糖値も順調に下がりはじめたんです。１６０より下がったことがなかった血糖値が、２ヵ月で１４０台となって落ちついたんです。主治医もこれには大変驚き、しばらくインスリン注射を控えて様子をみようと言ってくれました。

このときは、嬉しいというよりも、インスリンを中断して血糖値が上がったらどうしようと不安のほうが強く、それが怖くてますますＬＭＣＰエキスを飲むようになり、一日で１００cc も飲んでいたんです。

どうやら、これが幸いしたようで急に作用が良くなりだし、3ヵ月で血圧が正常、血糖値も110~120の間で変動する程度になったばかりか、中性脂肪や総コレステロール値も下がっており、視力も回復してきたんです。

たった3ヵ月で目まぐるしい体験をしてしまって戸惑っていますが、親戚に騙されたつもりで飲んだLMCPエキスのおかげで、最大の危機を脱することができました。何の不安もなく自由に外出できることが、こんなにも有り難いとは思いもしませんでした。

今後も、食事に気をつけ、生活習慣も見直し、LMCPエキスにバックアップしてもらいながら万全の体制で現状維持したいと思っています。すごく頼もしい味方を得て心強い限りです。

■インスリンの効きが良くなり血糖コントロールがラクになった

福島県・浅野　幸枝さん（65歳）

５年前に心臓病を患って入院しているときに、検査で糖尿病も見つかりました。完全な肥満でしたから心臓に負担がかかったうえ、血糖値も３２０にまで上がってしまったようです。食事療法は問題ないのですが、心臓が悪いので運動ができないため、思うように血糖をコントロールすることができなくて、インスリンを打つようになりました。

最初は、自分でインスリン注射をするのが怖くて抵抗がありましたが、毎日のことですのでコツを覚えてしまうと意外と簡単で、今ではすっかり慣れて生活の一部になっています。けれども、正常の範囲まで下げることはできずにいたんです。

それが、最近になって友人に勧められて飲むようになったＬＭＣＰエキスのおかげで、血糖値が正常になったんです。

もう何年もインスリンを打つのが当たり前になっていましたから、糖尿病を治そうなんて考えたこともなく、ただ合併症にならないように食事に気をつけているだけでした。私の場合は心臓病もありましたので、いずれにしろ食事制限が必要だったんです。それもあって、入院したときよりも8キロ痩せました。

しかし、血糖値が下がることはなかったんです。一度なってしまうと、治すのがなかなか難しいと聞いてはいましたが、インスリンを打っていても180はありました。でも、これが私のベストだと思って維持するようにしていたんです。

ところが、LMCPエキスを飲みはじめて2ヵ月が経った頃、いつもは2回ほど休まなければ上りきれない階段を、一気に上れたから自分でもビックリしました。わが家は4階建ての古いマンションの3階にあり、エレベーターが無いので階段を使うしかないため、動悸や息切れがひどくて一度では上れなかったんです。

この話を勧めてくれた友人にしたところ、LMCPエキスに含まれている田七人参には循環器を回復させる働きがあるので、私の一番悪い部分を真っ先に治そうと体が働いて、心臓病を改善させたのではないかと説明してくれました。本当に、心臓がラクになっただけで、日常生活の行動範囲も広がって楽しくなったんです。

これですっかりLMCPエキスの力を信じ、さらに飲み続けていると、血糖値のほうも徐々に下がりはじめ、3ヵ月が過ぎた頃には130になっていました。もちろんインスリンは打っていましたが、なんだかインスリンの効き目が良くなったみたいなんです。それは、いつもの量の半分しか打たなくても、十分に効果があったからです。

はじめに130という血糖値になったとき、今までになかった数値でしたので少し不安になり、下がりすぎないようにインスリンの量を半分に減らして様子をみたんです。それでも130を維持していましたので、念のために主治医に相談して許可をもらい、半分の量のインスリンを打つようになりました。

それ以来、LMCPエキスを飲んでいると血糖コントロールが大変ラクで、私の生活習慣も変わってきました。このままいけば、インスリンの必要がなくなるかもしれません。それは、3ヵ月でこれだけ効果が現れたからです。

そんな希望をもって現在もLMCPエキスを飲んでいますが、その間に体重も3キロ減っていました。スカートのウエストがゆるくなったので、数年前にはけなくなったスカートを出してみたら見事にはけたため、自分ではもっと痩せたと思ったのですが、体脂肪が減って体が締まっていたんです。筋肉が減っていないということですから、痩せても体力は十分で、これが健康なんだとつくづく感じました。

次の定期検診が楽しみです。主治医はどんな顔をするでしょう。

■インスリンと併用して血糖値を正常にキープ

埼玉県・田代　千恵子さん（56歳）

35歳を過ぎたあたりから急に太りはじめ、年々体重が増加して50代になると12キロも増えていました。お腹もポッコリと出て立派な中年太りのでき上がり。自分でも生活習慣病が心配になって半日ドックに入ると、糖尿病との診断を受けました。幸い、合併症の心配やインスリン、血糖降下剤の必要はなく、食事指導だけを受けて帰ったんです。

最初のうちは、先生の指示にしたがって食事療法を実践し、朝夕と犬の散歩に出て運動不足も解消していました。けれども、少しさぼっても体調に何ら変化はないもので、しだいに自分に甘くなっていったんです。

それが、昨年のはじめに喉の渇き、倦怠感などの自覚症状が現れ、血液検査を受けると血糖値が３４０、総コレステロールや中性脂肪も３００を超えており、このままでは合併症を起こす恐れがあるといわれてインスリン注射をするようになったんです。今さら悔やんでも遅いのですが、なんでもっと気をつけていなかったのかと自分を恨みました。

今、自分にできることは合併症を起こさないことです。もうこれ以上、悪化させないためにも自分を律し、食事療法にも真剣に取り組みました。でも、一度高くなった血糖値はインスリンを注射してもなかなか下がらず、２００前後をうろうろしているだけでした。とても正常値とは程遠い数値に、「このままだと確実に合併症が現れる」と脅迫観念に捕らわれるようになり、それがストレスとなってますます血糖値が下がらない、と悪循環になっていたんです。

そんな私を心配した主人が、釣り仲間の友人に紹介してもらったと言って手渡してくれたのが、ＬＭＣＰエキスでした。その友人も糖尿病の合併症に苦しみ、ＬＭＣＰエキスと出会って失明を回避したとかで、試してみる価値はあると話していたそうです。

インスリンを注射しても、食事療法を頑張っても、２００以下にはならないのですから試すしかないと思いました。それに、最近の健康食品は薬よりも効果のあるものも多いと聞いていましたし、話を聞いてみると内容が漢方薬に近いという印象を受けましたので、早速飲みはじめたんです。

すると、飲みはじめて2週間で自覚症状が消え、1ヵ月を過ぎた頃から尿糖が低下しはじめ、2ヵ月後には検出されなくなったんです。また、血糖値もだんだんと下がりだし、

4ヵ月後にはなんと正常値に納まっていました。インスリンもきちんと注射していましたが、確かに効きが良くなっていたんです。

あんなにストレスを感じるほど怯えていた合併症の不安が、いとも簡単にたった4ヵ月で解消されるなんて信じられませんでした。ＬＭＣＰエキスの効果は、それだけではありません。総コレステロールや中性脂肪の数値も低下したうえ、便秘も解消して体重が5キロも減り、心身ともに軽くなっていたんです。

おまけに、会う人ごとに「きれいになった」とか「若くなった」といわれて、なんだか嬉しくなりました。自分でも、肌にハリが出てファンデーションのノリが良いことは感じていましたが、周りからも分かるほど美肌になっているとは思いませんでした。近所の方からは、くすみが取れて顔が明るくなったといわれて驚きました。

私の場合は、糖尿病の改善のために飲んでいるのに、隣の方は美容のためにＬＭＣＰエキスを飲みはじめたんです。まあ美容と健康は一つですから良いのですが、毎日インスリンを注射している私の立場はどうなるのでしょう。そんな事を考える余裕さえ出てきていたんです。

ＬＭＣＰエキスを飲みはじめて半年が経ちますが、インスリン注射と併用して血糖値を正常のままキープしています。定期検診でも合併症の引き金となるようなデータは、今のところ出ていません。

私に想像以上の効果があったことを、勧めてくれた主人も驚いて、自分も血圧が高めなので一緒に飲むと言いだし、最近飲みはじめました。きっと、主人の血圧も数ヵ月で安定するような気がしています。

第5章

生活習慣病にも効果を発揮

●ガン細胞を多面的に攻撃して抑制する

ガンという病気が怖いのは、転移をするからです。転移さえしなければ、いくら増殖しても手術によって根こそぎ取り除いてしまえば完治できる病気なのです。

しかし、ガン細胞は全身の組織や臓器に転移する性質をもっているため、手術には限界があり、いかに転移を食い止めるかが、ガン治療のカギとなっています。

転移を防ぐ方法はいくつかありますが、私たちが日常的にできるのは「血液やリンパ液に乗ってガン細胞が転移先を見つけるために移動するのを阻止すること」といわれています。つまり、免疫細胞を活性化して、血液やリンパ液を泳いでいるガン細胞を退治するのです。

特に、ガンとかかわりの深い免疫細胞であるNK（ナチュラルキラー）細胞とマクロファージを活性化することが大事だといいます。それは、この二つの細胞が、その強力な破壊力でガン細胞に直接攻撃をしかけるからです。

まず、NK細胞は免疫システムの中でも一匹狼の殺し屋といわれる細胞で、特に命令を受けなくてもガンを見つけると即座に結合し、弾丸のような毒性物質をガン細胞に打ち込んで破壊します。この速攻性が、初期防衛でも貴重な戦力となっています。

そして、マクロファージの場合はガンが発生してもすぐには動きません。最初にNK細胞などの白血球が立ち向かい、敵が手強くて手に負えなくなると出動するのがリンパ球。それでも歯が立たないときに立ち上がるのが、マクロファージなのです。その強力な破壊力で一撃のもとにガン細胞をやっつけてしまいます。

また、マクロファージは抗原（敵）を認識して抗体を作りやすくする能力も備えていますので、抗原提示にはじまる一連の情報伝達を通じてリンパ球やサイトカインの働きを促すとともに、免疫システム全体の活性化を促します。これによって、ガン撃退の体制がより強固なものになるのです。

このように、ウイルスだけではなくガンに対しても、免疫システムは重要な役割を果たしているからこそ、いかに素早く免疫細胞を活性化して免疫力を高めるかが、病を克服する大きなポイントとなるのです。

そのカギを持っているのが、『ＬＭＣＰエキス』です。

『ＬＭＣＰエキス』には、マクロファージを素早く目覚めさせて活性化し、免疫システムを強化する作用があるばかりか、ガン細胞に対しての攻撃力を強めてあらゆる方法でガンを追い詰めていく作用も備えているからです。

例えば、シイタケ菌糸体の細胞壁に含まれるキトサンのキレート効果によってガン細胞の栄養源を絶ったり、『ＬＭＣＰエキス』の核酸やそれを合成する成分の力でガン細胞を自滅に追い込むなど、ガンを直接攻撃するだけではなく、体内では生きていけない環境づくりも一方では整えていくのです。

そのためには、正常な細胞をより活性化して機能を高めなければなりませんので、細胞の酸化を防いで保護したり、田七人参の効用によって血行を促進し、滋養強壮効果を高めるなど、全身状態の回復を早めて免疫力をさらに強化します。

ウイルスもガンも、私たちの体にとっては敵ですから、その退治方法は基本的に変わりません。したがって、肝炎を改善することが、ひいてはガン予防にもつながるのです。

●肝機能を強化して肝硬変を防ぐ

◇肝細胞を保護して肝機能を高める

沈黙の臓器といわれる肝臓は我慢強いため、機能が低下してもなかなか症状として現れてきません。そのため、本人が自覚したときには病状が進行し、取り返しのつかない状態になっていることも少なくないのです。

肝臓病の中で最も多いのが、B型やC型などのウイルスに感染して生じるウイルス性肝炎。次いで、アルコールの飲み過ぎが原因で起こるアルコール性肝炎ですが、ほかには薬が原因で起こる薬物性肝障害などもあります。

もともと肝臓は再生力が強く、何らかの原因で細胞が死んでしまって3分の2を切除したとしても生命を維持できるうえ、新しい細胞が再生して元通りに修復してしまうほど生命力の強い臓器です。

それでも、繰り返し肝臓を傷めつけていると新しい細胞と細胞の間には傷痕が残り、肝細胞が歪んで変形してしまいます。それによって肝臓の表面がデコボコになり、全体が硬い繊維状になっていった末に生じるのが肝硬変です。肝硬変は肝臓ガンになりやすいといわれていることから、肝臓を保護するとともに強化して、進行しないように予防することが大切です。

『LMCPエキス』には、肝細胞を保護したり、肝臓を強化する作用、ウイルスの増殖を抑える作用、炎症を抑える作用などがあり、ガンと並んで肝臓病にも高い回復効果をみせることが、多くの体験者によって明らかにされています。

それは、もちろんブレンド効果による結果ではありますが、それぞれに肝臓を守る作用があるからこそ、さらなる効果を発揮することができたのです。

まず、水溶性シイタケ菌糸体エキスには、酵素活性を高める作用があるため、肝臓でつくられている多くの酵素を活性化することで細胞の修復力を高めたり、細胞膜自体を強化するなど、肝臓を保護し強化する働きの強いことが証明されています。

また、ウコンに含まれるクルクミンには優れた肝機能改善効果があり、東京薬科大学の糸川教授が行ったマウスによる実験でも、胆汁の分泌を促進するほか、肝機能の解毒作用を強化し、特にアルコールの分解を活発にすることでアルコール性肝疾患に有効であることが確認されたばかりか、肝細胞の炎症を抑える作用のあることも明らかにされているのです。

古くから沖縄では、「肝臓病にはウコン」といわれるほどポピュラーな食品として、薬に代わって人々の健康を支え続けています。

そして、田七人参は何といっても「漢方のインターフェロン」といわれる生薬ですから、その効能は言うに及びません。ところが、このほかにも肝臓の糖代謝を円滑にする働きや、肝臓に張りめぐらされた微細血管の循環を促進して血行を改善する作用があり、肝臓病の指針となるGOT、GPTの数値を下げることが中国での臨床実験で明らかにされているのです。つまり、肝細胞の破壊を阻止する働きがあるということです。

何より、肝硬変や肝臓ガンの特効薬として世界的に知られている中国製剤「片仔癀」の成分の8割以上が田七人参が占めていることからも、その効果をうかがい知ることができるのではないでしょうか。

このような各効果が、相殺されることなくうまく引き出される形となったことが、肝機能を回復させる力を強くした最大の特徴といえます。

◇インターフェロンを産生してウイルスを抑える力をパワーアップ

いまやC型肝炎はB型肝炎を上回るほどに増え、しかも治りにくく、肝臓ガン患者の80％、肝硬変患者の70％がC型肝炎が原因で起こるといわれるくらいに事は深刻化しています。さらに最近では、80年代に止血剤として使用されていた血液製剤「フィブリノゲン」

によってC型肝炎に感染して発病した人や、キャリアの人も加わって社会問題にまで発展しています。

B型肝炎の場合は、それまで幻のウイルスといわれていたHBVの正体がほぼ解明されたことでワクチンが完成し、現在は新生児のワクチン接種が行われていることから、新たな発生は激減しているといわれ、現在は患者の治療法に焦点が絞られてきました。

それに比べてC型肝炎の解明は進んでいるとはいえ、まだワクチンがありません。しかし、新しい型のインターフェロンや新しい抗ウイルス薬が開発されており、期待はされているものの、やはり化学薬品ですから副作用は免れないのが現状です。

肝臓は、薬を分解する働きがあるため負担のかからない自然のもので手当てすることが一番です。その点、『LMCPエキス』は大自然の恵みを大いに受けた植物を、余すことなく使用することでそれぞれの有効成分がバランスをとりながら作用しますので、肝臓を守りながらも機能を強化させ、肝細胞を活性化して回復力を高めるというプラスに働くことが強みといえます。もちろん、薬のように精製していませんから副作用の心配もありません。むしろ、体内のインターフェロン産生能力を高める作用が強まったことで、ウイルスの増殖を抑える力もパワーアップして、インターフェロンを必要とするB型肝炎やC型肝炎には効果的に作用することが分かったのです。

それは、細胞というのはインターフェロンによって翻訳阻止タンパク（ＴＩＰ）を産生するのですが、このＴＩＰは細胞のリボゾームと結合してウイルスｍＲＮＡの翻訳を不可能にしますので、ウイルスの増殖が阻害されるからです。そのため、特にＲＮＡ型ウイルスによって起こるＣ型肝炎には有効に働くというわけです。

また、水溶性シイタケ菌糸体エキスに含まれる変性したリグニンが免疫系を介さずに直接ウイルスに作用するほか、田七人参に含まれるサポニンや有機ゲルマニウムにインターフェロン産生を誘発する作用があるなど、抗ウイルス作用が強化されたからです。

そして、ウコンに含まれるクルクミンにも肝機能を保護したり、それぞれの成分が肝細胞の炎症を抑えて肝炎の進行を食い止める働きをしますから、ＧＯＴ、ＧＰＴの数値も下がり、症状が安定してくるのです。

何より『ＬＭＣＰエキス』には、免疫力を高める作用があることでウイルスに負けない強い体をつくることもできるのです。

インターフェロン治療と併用した場合でも、副作用を抑える一方、治療効果は高めるように働くことが確認されています。

●生活習慣病の元凶であるコレステロールを除去して動脈硬化や高血圧を改善

生活習慣病に関連して必ず取り沙汰されるのが、コレステロールです。これが血液中に増えると動脈硬化や循環器系の疾患など、いわゆる生活習慣病を招きやすくするといわれています。

日本人の3大成人病といわれるガン、脳卒中、心臓病のうち、脳卒中と心臓病の最大の原因とされるのが動脈硬化です。

食べ物から吸収された脂肪や肝臓で合成された脂質は、臓器や血管壁、赤血球を保護するなど、細胞の生存には欠かせないものですが、コレステロールを多く摂りすぎると血液中に増えて血管壁に付着し、内膜を肥厚します。やがて、血管の弾力性は失われ、硬化してもろくなったり、血管の内腔が狭くなったために血液量が減り、しまいには内腔が塞がってしまいます。これが、動脈硬化症といわれるものです。

動脈硬化症になると、血液によって運ばれていた酸素や栄養素が絶たれるため、その周辺の組織が死に、多くの器官の機能がダメージを受けます。動脈硬化の進行は、糖尿病や高血圧、肥満などで拍車がかけられる一方、動脈硬化を改善することによって血行が良くなり、新陳代謝が活発になった結果、糖尿病や高血圧も改善されるという双方向に影響を与える状況でもあるのです。

例えば、糖尿病や動脈硬化症の人の血液は粘性の高いドロドロ血をしていますから、末梢血管にまで血液を行き渡らせるためには高い血圧が必要となるため、高血圧になりがちです。それが長く続いた状態にあると、やがて心臓に負担がかかって心臓病を招くというように、悪循環が繰り返されるのです。

生活習慣病といわれるものは、すべて関連していますので、根本原因を絶つことが重要となります。

『ＬＭＣＰエキス』には、その原因となるコレステロールを除去する作用があることから、生活習慣病の改善にも強い味方となるのです。

それは、脂質とタンパク質の結合を阻止してコレステロールの排出量を増加させたり、コレステロールの代謝を促進する作用のあるエリタデニンという成分の働きや、ウコンのもつ血小板凝集抑制作用によって動脈内での血液を固まりにくくして血栓をつくらなくするなど、あらゆる角度から予防するからです。

とりわけ有効なのが、田七人参に含まれるケトンという成分です。田七ケトンは、体内の脂肪代謝を活発にして血液中のコレステロールや中性脂肪を低下させ、冠状動脈疾患や狭心症といった心臓病を改善する効果の高いことで知られています。また、余分な皮下脂肪の沈着を予防し、体を引き締める効果があることから肥満解消にもつながります。

このように、『LMCPエキス』によってコレステロールや中性脂肪が除去されると、動脈硬化だけではなく、糖尿病の合併症である眼底出血、肝臓に脂肪が溜まって起こる脂肪肝なども改善されるのです。

また、血行が良くなって末梢血管にもスムーズに血液が運ばれるようになると同時に、新陳代謝も高まって自律神経の働きが良くなることで血圧が安定したり、それに伴う諸症状の解消にもなるというわけです。

血圧を下げる作用については、このほかにもブレンド効果によるいろいろな理由が考えられていますが、血流障害を改善することが最も有効と考えられています。

●血液循環をスムーズにして心臓の負担を軽減

心臓は、酸素や栄養分を豊富に含んだ血液を、全身に向けて送り出すポンプの働きをしています。心臓のドッキンドッキンという鼓動は、心筋が規則正しく収縮と弛緩を繰り返して血液を絞り出している音です。この鼓動は、自律神経やホルモンによって調節され、自分の意思でコントロールすることはできません。

血液循環には、全身を回る体循環と肺を回る肺循環があります。体循環は、大動脈、動脈、小動脈、毛細血管を経由して全身を駆けめぐり、酸素と栄養分を供給するのが動脈血で、毛細血管、小静脈、静脈、大静脈を経由して炭酸ガスと老廃物を回収してくるのが静脈血です。これに対して肺循環は、静脈血が回収してきた炭酸ガスを出し、酸素を肺から受け取って動脈血となり、心臓に戻ってくるもので、これが再び全身を駆けめぐるわけです。

健康な心臓は、このような血液循環がスムーズに行われますが、動脈硬化などで動脈が詰まっていたり、細くなっていると心臓にそれだけ負担がかかり、さまざまな症状や病気を発生させます。

動脈でも、全身に血液を送る大動脈から一番はじめに枝分かれして心臓の表面を取り巻いているのが冠状動脈で、ここに十分な血液が供給されないと、心臓を構成している心筋が虚血状態となって狭心症、心筋梗塞、心不全などの心臓疾患を招きます。

このような症状の場合は、まず冠状動脈の血液量を増やして酸素と栄養分を十分に供給し、心臓の負担を軽くすることが大事です。

これには、『ＬＭＣＰエキス』の血流を良くする作用が効果的に働きます。特に力を発揮するのが、田七人参に含まれる田七ケトンという成分で、これは冠状動脈の血液の流れを増大させる作用がありますし、ウコンにも冠状動脈を広げて心筋に十分な血液を送り込む冠状動脈拡張作用があるなど、いろいろな作用が相乗効果となって症状の改善に著しい成果を上げているのです。

もちろん、動脈硬化や高血圧、糖尿病などの根本原因を取り除くことで症状の改善を図ることは、言うまでもありません。

●アトピー、喘息、花粉症などアレルギー疾患にも改善効果

アレルギー疾患は、本来なら自分を守るべき免疫機能が過剰に反応し、自分自身に牙をむける病気です。なぜ起こるのかその理由は諸説あり、食品、化学薬品、活性酸素、遺伝

体質、生活環境説などさまざまです。しかし、どれも一理あるようで、複雑すぎて実際にはよく分からないのが現状なのです。ただ、自分の体質に合った治療法との出会いが、思いもよらない治癒改善効果をみせるのは確かなことです。

私たちの体に異物が侵入すると、患部の細胞がヒスタミンという伝達物質を分泌し、その刺激を受けて体内の免疫システムが始動する仕組みになっています。ヒスタミンは、マクロファージやT細胞、B細胞などに働きかけて免疫軍を形成して異物を排除していきますが、アレルギー患者の場合は体質的にヒスタミンの分泌が過剰なため、免疫反応が強く出てしまった結果、正常な細胞にまで被害が及ぶといわれています。

つまり、ヒスタミンそのものが、過剰に分泌されると毒に変わるというわけです。そのため、患部では炎症が続き、慢性的に細胞が破壊された状態となり、鼻の粘膜で起きるとアレルギー性鼻炎に、気道が炎症を起こして腫れると呼吸が苦しくなって気管支喘息となって現れてきます。

ところが、体内には炎症や細胞破壊を抑制する物質もちゃんと用意されていて、それがコーチゾルなどの副腎皮質ホルモンです。普通は、ヒスタミンと副腎皮質ホルモンのバランスがとれていますので過剰反応は起きませんが、アレルギー患者は副腎の機能が弱くてコーチゾルなどを十分に分泌できないため、ヒスタミンの量が多くなりすぎてアレルギー症状が出ると考えられています。

そこで、アレルギー症状を抑える治療薬として、抗ヒスタミン剤や化学合成された副腎皮質ホルモン（ステロイドホルモン剤）が投与されるわけですが、これらはご存じの通り副作用の強いことで知られています。

『LMCPエキス』の場合、水溶性シイタケ菌糸体エキスに含まれるβ–D–グルカンにはアレルギーを抑える作用や炎症を抑える作用があり、またウコンにはアスピリン様の消炎鎮痛作用がありますから、過剰反応を鎮めてくれます。そして、田七人参に含まれるサポニンには炎症を抑制する作用があることから、アレルギーにも効果があるといわれてきました。

しかし、それらのブレンド効果によってヒスタミンの分泌を抑えたり、副腎の機能を高めて副腎皮質ホルモンの分泌が高まるなど、促進と抑制のバランスが整ったことが大きいのではないかと考えられています。

『LMCPエキス』の特徴は、弱っている細胞を活性化して機能を高めるのはもちろんですが、お互いに影響し合っている機能同士のバランスを整えることで、全体の連携プレーが円滑に行われるように働きかけていきますから、アレルギーについてもそのような作用をしたと思われるのです。

第6章

LMCPエキス Q&A

Q　食前にα-グルコシダーゼ阻害剤を服用していますが、お酒が好きなため飲酒するときは薬を飲まないようにしています。お酒と薬の飲み合わせは悪いのでしょうか?

A　血糖がコントロールされていれば、適量なら飲酒も可能だといわれています。

飲み合わせとしては、そのときの食事で必要なエネルギー量が摂取されていれば、お酒とα-グルコシダーゼ阻害剤をいっしょに飲んでも問題ないとされています。それは、α-グルコシダーゼ阻害剤は小腸での糖分の消化吸収を穏やかにさせる薬のため、アルコールが影響することはないと考えられているからです。

しかし、SU剤（スルフォニル尿素剤）のような血糖降下薬とお酒をいっしょに飲んだ場合は、低血糖を起こすことがあるといわれていますので注意が必要です。

そんなときに飲んでおくと良いのが、LMCPエキスです。飲酒前に飲んでおくと、エキス中の有効成分が胃の中でアルコールの血液中への吸収を遅らせて、肝臓に到着する量を減少させ、肝臓でのアルコール分解処理を助けるからです。また、肝細胞を保護する働きもありますから、血糖コントロールだけではなく、肝臓を守るうえにもLMCPエキスを飲酒の際には飲むことをお勧めします。

Q　ＳＵ剤を服用して血糖コントロールも十分にできています。食事療法を守れば薬の服用を止めても良いのでしょうか？

A　こればかりは、試してみないと分かりません。ただ、しっかりとカロリー制限をして食事療法を行うことができれば、薬物療法をしなくても良いケースが多いそうです。

要は、自己管理にかかっているのです。医師の指導通りに生活できるなら、薬を飲まなくても血糖が上がることはないと考えられています。

したがって、今まできちんと自己管理をして血糖コントロールができていたようですから、薬の服用を止めても問題ないと思われますが、これは医師と相談して決める必要があります。糖尿病で怖いのは、自覚症状がなくなったからと自己判断で治療を止めたり、薬を服用しなくなることで、これが病状を進行させる要因になっている点です。

ＬＭＣＰエキスは、糖尿病にも有効に作用しますので、薬の服用を止めた後はなおさら現状を維持するうえにも飲用は効果的だと思われます。しかし、飲用して病状が改善されると、定期検診を怠ける人がいるのです。常に自分の体の状態を把握しておくことが大切ですから、慢性の疾患の場合は完治するまで自己判断で治療を中断することは止めましょう。

Q　4キロを超す赤ちゃんを出産後、糖尿病になってしまいました。因果関係があるのでしょうか？

A　一般に、巨大児を出産した人は糖尿病になるリスクが大きいといわれています。それは、妊娠中は普段よりも高い代謝機能が必要となり、インスリンの必要量も増加するため、血糖値が上昇するからです。しかし、出産後には正常に戻るものですが、それが引き金になって糖尿病を発症する場合もあるようです。

巨大児との因果関係については、はっきりとしたことは解明されていません。ただ、統計的にみて、巨大児を産んだ女性に糖尿病患者が多いといわれているようです。

妊娠中は、胎児への影響を考えて薬などを服用しないように細心の注意を払いますが、ＬＭＣＰエキスは薬ではありませんから飲用しても、胎児に悪影響を与えることはありません。むしろ、風邪などをひかないように免疫力を高めたり、妊娠中毒症の予防にもなるのです。また、栄養過多になって胎児が育ち過ぎるのを防いだり、糖尿病予防にもつながりますから、体調を整えるうえにもＬＭＣＰエキスは有効に働きます。

Q　糖尿病になると歯周病になりやすいと聞きましたが、本当ですか？

A　糖尿病患者は血行が悪いため、細菌に対する抵抗力や組織を修復する力が衰えています。また、唾液の分泌も減って口の中が渇き、余計に細菌が繁殖しやすくなっていますので、虫歯や歯周病がある場合は血糖値が高くなりやすい環境にあるといえます。たかが虫歯、歯周病と思うでしょうが、糖尿病が全身病といわれ、怖いとされるのがここにあるのです。

虫歯や歯周病を放置しておくと、食べ物をよく噛むことができなくなるため、消化器にも影響が出てきます。そこで、虫歯があれば早く治療し、歯垢を取って口の中をいつも清潔にしておくことが大事ですが、免疫力を高めて細菌感染をしない強い体をつくり、血行を良くするなど、体の中から予防することも必要となります。

そのためにも、ＬＭＣＰエキスで血糖をコントロールするとともに、各臓器や組織の機能を高め、唾液の分泌を促進して虫歯や歯周病になりにくい環境を口の中にもつくっておくことをお勧めします。

Q 難聴ぎみで治療のためにステロイド薬を4～5日服用したところ、血糖値が270に上がってしまいました。その後、聴力は回復したのですが、ステロイド薬は糖尿病によくないのでしょうか？

A ステロイド薬は血糖値を上昇させる作用があるため、長期間服用するのは問題ですが、突発性の疾患で短期間使用する分には問題ないといわれています。治療期間中は確かに血糖値が上がりますが、服用をやめれば元に戻るからです。

しかし、血液の病気や膠原病などの治療として長期にわたってステロイド薬を服用する場合は、医師の指示に従うことが何より重要となります。ステロイドだけではなく、降圧利尿剤のサイアザイド、降圧剤、抗不整脈薬のβブロッカーなども、糖尿病を悪化させるといわれています。

糖尿病の場合は、ほかの病気も併発していることが少なくないため、数種類の薬を服用しているケースが多く、これが治療をより難しくしています。ですから、糖尿病だけでも薬を頼ることのないように、食事や運動で改善するようにしましょう。

その手助けをするのが、ＬＭＣＰエキスなのです。

Q　大量に摂取しても副作用はないのですか？

A　ＬＭＣＰエキスを大量に摂取し続けた場合、その有効成分が体内でどのような影響を与えるかは大事な問題です。

しかし、薬のような化学物質は一切含まれていませんし、免疫賦活剤のように特定の成分だけを抽出しているわけでもありませんので、バランス良く体内で作用します。

糖尿病をはじめとする難病を抱えている人の場合は、健康の維持とは違って弱っている細胞を大急ぎで修復しなければなりません。そのためには、まず修復に必要なだけの材料を十分に確保することが不可欠です。症状が重ければ重いほど、材料となる栄養が必要となるわけですから、量も多くなるのです。

体験談でもお分かりのように、効き方には個人差があり、また摂取量も人によって異なりますが、量を増やした途端に効果が現れはじめたという例から見ても「その人の体が必要とする絶対量」があり、それだけの量を摂取しないと新陳代謝が活発にならないと思われます。例えば、腸管免疫が活性化してウイルスなどを攻撃する免疫細胞軍、特にＮＫ細胞やマクロファージが活性化するには、ある一定量以上の有効成分が必要だと考えられているからです。

実際に、利用者からは副作用についての苦情もありませんし、むしろ血糖降下剤の必要がなくなったとか、インスリンの効きが良くなって投与する量が減った、あるいは低血糖などの副作用を起こさなくなったという報告が多数寄せられているのです。また、ブレンド効果によって肝臓病や心臓病が改善されたなど、他の持病まで良くなったという声が上がっている状況です。

Ｑ　飲みはじめてからどれくらいの期間で効果が現れるのですか？

Ａ　個人差がありますので一概にはいえませんが、大量に摂取した場合は１〜２週間で大半の人が何らかの体調の変化を実感されています。

慢性の疾患の場合は、早い効果が身体的、精神的な支えとなりますので、気持ちを立て直すうえでも良いきっかけとなるようです。それまで全身状態が優れず、だるかった体が軽くなったり、食欲が出たりすることで本人の「治りたい意識」が強まり、それが免疫力をさらに高めて効果を一層大きなものに変えていきます。

したがって、本人の克服したいという気持ちが、ＬＭＣＰエキスのもつ可能性を引き出すという側面もあるのです。

しかし、薬ではありませんから体調の悪い時期にだけ摂取したのでは、ＬＭＣＰエキスの底力を十分に発揮できません。飲まなくなれば、いずれは免疫力が低下し、血糖値が上昇する可能性がありますので、改善された状態を維持するためにも飲み続けることが良いでしょう。

特に糖尿病の場合は、長年の生活習慣が引き金となって発症するケースがほとんどなのですから、動脈硬化、高血圧、肥満などの予防の意味でも量を調整して続けることをお勧めします。

Q 薬を長く服用していると効きが悪くなり、より強い薬を飲むようになりますが、ＬＭＣＰエキスは効果が薄れることはないのですか？

A これは、薬に限らずすべてに言えることなのです。人間の体はとても精巧にできている一方、同じ刺激を繰り返し受け続けると慣れてしまって感覚が鈍くなるものです。

食事にしても、どんなに栄養のあるものでも毎日同じメニューでは飽きてしまううえ、吸収率も落ちてかえってバランスを崩し、体を壊してしまいます。常に新しい刺激を与えることで、細胞は活性化されるのです。

したがって、ＬＭＣＰエキスも例外ではなく、細胞の感受性が鈍くなり、いずれは効果が弱くなるときがくる可能性はあります。

しかし、常に刺激を与えるような飲み方をすれば良いのですから、症状が改善されるまでは必要量をしっかりと摂取し、改善されたらその日の体調に合わせて量を加減するような飲み方に切り換えることで問題は解消されます。

例えば、調子の良い日は通常の量を、だるさを感じたり風邪ぎみの日は多めに飲む、というように臨機応変に体と相談して調整すれば良いのです。

あくまで、薬ではないのですから「三度三度きちんと飲まなくては」という義務感に捕らわれず、気をラクにしてストレスを溜めない飲み方を続けることが大事なのです。

Q　他の薬と併用しても副作用は出ないのですか？

A　心配には及びません。むしろ、薬害を防ぐうえでも積極的に摂っていただきたいものです。それは、どんな薬であれ化学物質である以上は、少なからず体がダメージを受けるからです。
最も負担のかかるのが、薬を分解して無毒化している肝臓です。これが、免疫力を低下させる要因でもあるのですから、肝細胞を保護する作用のあるＬＭＣＰエキスは大変有効といえます。
また、他の薬と併用すると薬害を予防できるだけではなく、薬の効果が高まったという報告も多数届いています。薬の効き目が良くなれば、それだけ回復が早まるばかりか、薬自体の使用量も減って体への負担も少なくなるわけです。
糖尿病の場合、インスリンや血糖降下剤を使用していると、薬の効き目が良くなったことで低血糖を起こすのではと心配される人がいるようですが、ＬＭＣＰエキスは血糖値が高ければ下げ、低ければ上げるというように、あくまでも正常に導く働きをするものですから、血糖をコントロールしていると考えていただけば良いのではないでしょうか。

Q 糖尿病のほかには具体的にどのような病気に有効なのですか？

A ほとんどの病気が免疫力の不活性からきていますので、免疫機能を調整する作用のあるＬＭＣＰエキスは、さまざまな病気や症状を改善に導くことができます。また、ウコンや田七人参が加わったことで、ブレンド効果がより作用を確実なものとして働き、安定した効き目も獲得しました。

ＬＭＣＰエキスの効果は多岐にわたるため、ここでは代表的な症状を中心に挙げておきましょう。

◆脳神経代謝系――自律神経失調症、うつ症状など。
◆消化器系――十二指腸潰瘍、胃潰瘍、慢性胃炎、胃ガン、Ｂ型肝炎、Ｃ型肝炎、肝硬変、肝臓ガン、肝臓疾患、膵臓ガン、食欲不振、便秘、下痢、痔、口内炎など。
◆循環器系――高血圧、動脈硬化症、心臓疾患、敗血症など。
◆呼吸器系――肺ガン、肺炎、気管支喘息など。
◆内分泌系――前立腺肥大症、前立腺ガン、甲状腺などのホルモン疾患など。
◆泌尿器系――腎臓疾患、腎臓ガン、膀胱炎、膀胱ガンなど。
◆免疫系――アトピー性皮膚炎、リウマチ、湿疹、花粉症など。
◆婦人科系――婦人病、乳房炎、乳ガン、子宮内膜症、子宮筋腫、子宮ガン、卵巣ガン、更年期障害など。

◆その他――虚弱体質、精力減退、倦怠感、無気力、不眠症、肩コリなど、日常の不快な症状。

■参考及び引用、関連文献

・『糖尿病』真山亨監／双葉社
・『糖尿病』本田正志監／高橋書店
・『きちんと糖尿病を治す』安藤幸夫監／大泉書店
・『成人病の真実』近藤誠著／文藝春秋
・『食べて治す機能性食品』旭丘光志著／光文社
・『C型肝炎にこれが効く！「シイタケ菌糸体エキス」驚異の治癒力』板倉弘重監／史輝出版
・『ガンに克つキノコの秘密！』水野卓著／現代書林
・『からだにやさしい漢方ガン治療』福田一典著／主婦の友社
・『病院の検査がわかる　検査の手引き』安藤幸夫著代表／小学館
・『ホーム・メディカ家庭医学館』／小学館
・『秘薬「ウコン」で健康革命』三沢穣著／現代書林
・『肝心かなめのウコンとガジュツ』水野修一著／新日本教育図書
・厚生省・平成6年がん克服10ヵ年戦略プロジェクト研究報告書

・『きのこ健康読本3』／東洋医学舎
・『大地の癒し』／東洋医学舎
・『難病よさらば！』体内ミネラル研究会著／今日の話題社
・琉球新報／1999年8月10日号
・沖縄タイムス／1999年9月2日号
・沖縄タイムス／2001年2月27日号
・『メディカルハーブリサーチNo.6』／グリーンフラスコ研究所
・平成14年健康指標プロジェクト講演会要旨

本書に関するお問い合わせは、下記までお願いいたします。

体内ミネラル研究会　☎0120−789−265
〒625-0062　京都府舞鶴市森148番地

［監修者］
板倉　弘重（いたくら　ひろしげ）

東京大学医学部卒業。茨城キリスト教大学教授、医学博士。

カリフォルニア大学心臓血管研究所留学、東大医学部助手、講師を経て、国立健康・栄養研究所臨床栄養部長。

現在は同研究所名誉所員、東京大学先端科学技術研究センター客員研究員。また、御成門クリニック院長として診療も勤める。

万病の原因となる「活性酸素」研究の第一人者であり、著書に『抗酸化食品が体を守る』、『あなたに足りない肝臓食』、『赤ワイン健康法』、『ココア・チョコレート健康法』など多数がある。


これで糖尿病とたたかう!!

—ＬＭＣＰエキスのスーパー健康革命—

2003年8月8日　初版発行

監 修 者　板倉　弘重
著　　者　体内ミネラル研究会

装　　幀　谷元　将泰
レイアウト 組　版　智春子（STUDIO RED・OAK）

発 行 者　高橋　秀和
発 行 所　今日の話題社
東京都品川区上大崎2-13-35　ニューフジビル2F
TEL 03-3442-9205　FAX 03-3444-9439

印刷・製本　株式会社シナノ

ISBN4-87565-535-5　C0047